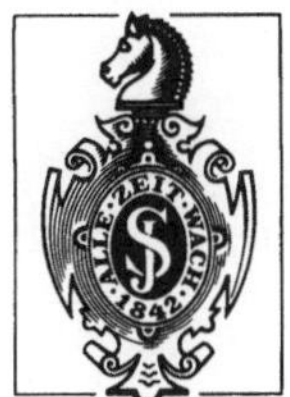
ZEIT NACH
S
1842

K. Jaeger G. D. Giebel G. B. Stark (Hrsg.)

Brustrekonstruktion nach Mammakarzinom

Mit 69 Abbildungen in 109 Einzeldarstellungen

Springer-Verlag Berlin Heidelberg New York
London Paris Tokyo Hong Kong

Prof. Dr. med. Klaus Jaeger

Dr. med. Gerald Denk Giebel

Chirurgische Abteilung des Marienhospitals
Mühlenstraße 21–23
D-5040 Brühl

Dr. med. Gerhard Björn Stark

Division of Plastic Surgery
Tulane University Medical Centre
1430 Tulane Ave.
New Orleans, Louisiana 70112-2699
USA

Umschlagmotiv: 40jährige Patientin; Zustand nach Ablatio mammae mit primärer Rekonstruktion (Gewebeexpander) und Mamillenrekonstruktion links; Bruststraffung rechts

---

ISBN-13: 978-3-540-51960-7   e-ISBN-13:978-3-642-47587-0
DOI: 10.1007/978-3-642-47587-0

CIP-Titelaufnahme der Deutschen Bibliothek Jaeger, Klaus Brustrekonstruktion nach Mammakarzinom / K Jaeger , G D Giebel , G B Stark – Berlin , Heidelberg , New York , London , Paris , Tokyo , Hong Kong Springer, 1990 ISBN 3-540-51960-2 (Berlin   ) ISBN 0-387-51960-2 (New York   ) NE Giebel, Gerald D . Stark, Gerhard B

2119/3130-543210 – Gedruckt auf saurefreiem Papier

Vorwort

Vor 15 Jahren war der Erstautor dieser Zeilen als Assistenzarzt Chronist der ersten in Deutschland durchgeführten Mammarekonstruktionen. Aufwendige Verfahren mit Rollstielplastiken aus dem Unterbauch führten nach multiplen Eingriffen zu ersten Erfolgen. Die von den Frauen akzeptierten Belastungen lehrten uns den Leidensdruck der Betroffenen zu wägen und die Bedeutung verstümmelnder Eingriffe auf die Psyche der Frau einzuschätzen.

In diesen 15 Jahren hat sich vieles verändert. Die operativen Verfahren wurden standardisiert, die Angst um das Lokalrezidiv gebannt und der Zeitpunkt der Rekonstruktion neu definiert. 1981 wurden in den USA bei 20 000 Frauen Rekonstruktionen vorgenommen, 1984 waren es bereits 98 000. Verläßliche Zahlen aus dem deutschen Sprachraum liegen nicht vor, aber die Tendenz ist ähnlich.

Anfänglich wurden nur frühe Tumorstadien mit guter Prognose nach 1–2 Jahren Wartezeit operiert. Heute weiß man, daß die Mammarekonstruktion bei korrekter Technik kein Lokalrezidiv verschleiert. Zunehmend rückt die Sofortrekonstruktion bei der Ablatio in den Vordergrund. Im Extrem kann sogar eine Patientin mit vorliegender Metastasierung direkt mit einer Rekonstruktion versorgt werden, um ihr für die letzten verbleibenden Monate oder Jahre eine bessere Lebensqualität anzubieten. Sehr fortgeschrittene Primärtumoren und das inflammatorische Mammakarzinom sind einzige Ausschlußkriterien.

Beim Vergleich zwischen „mastektomierten" und „rekonstruierten" Frauen findet man eine deutlich verringerte Morbidität bei den letzteren. In einer Untergruppe ist der Unterschied am deutlichsten: bei Frauen mit gestörter Partnerbeziehung. Neben dem Faktor Zeit ist eine intakte Partnerbeziehung von entscheidender Bedeutung. Frauen, die vor der Mastektomie in einer harmonischen Ehe lebten, haben postoperativ weniger subjektive Beschwerden und weniger depressive Verstimmungen.

Die rekonstruierte Brust hilft der Frau als Verteidigungs- und Bewältigungsmechanismus gegen sonst unerträgliche bewußte und unbewußte Todesahnungen.

Die besten Mammarekonstruktionen sind sicher kosmetisch schlechter als die besten brusterhaltenden Verfahren wie Quadrantenresektion und Tumorektomie. Brusterhaltend Operierte entkommen der globalen Bedrängnis, Karzinomträger zu sein, jedoch nicht. Sicher ist auch diese

Therapieform mit Radiatio und eventueller Chemotherapie kein einfacher Weg für die Patientin.

Partiellen psychologischen Vorteilen stehen multiple Ängste gegenüber: Angst vor dem Rückfall, Angst um die schlecht zu beurteilende bestrahlte Brust, die Angst vor den häufigen Kontrollen und die Angst, eventuell den falschen Weg gewählt zu haben.

Der Vorteil der rekonstruierenden Verfahren liegt in der Möglichkeit, nahezu alle Tumorstadien zu behandeln und beim T 1-Tumor ohne axilläre Aussaat den Patientinnen Radiatio und Chemotherapie ersparen zu können.

Auf den folgenden Seiten soll versucht werden, den derzeitigen Stand der rekonstruierenden Mammachirurgie mit möglichst vielen Facetten auszubreiten. Neben den Standardverfahren soll auch Raum sein für innovatives Vorgehen. Nicht jedes hier aufgezeigte Verfahren wird auf Dauer Bestand haben.

Brühl und New Orleans, im November 1989

Klaus Jaeger · Gerald Denk Giebel · Gerhard Björn Stark

Inhaltsverzeichnis

Mitarbeiterverzeichnis

ARNEZ, Z. M., M.D., University Departement of Plastic Surgery and Burns, YU-61000 Ljubljana

BERGER, A., Prof. Dr. med., Klinik für Plastische Hand- und Wiederherstellungschirurgie, Medizinische Hochschule, D-3000 Hannover 51

BIEMER, E., Prof. Dr. med., Abteilung für Plastische und Wiederherstellungschirurgie, Klinikum Rechts der Isar der TU, D-8000 München 80

BRÖHL-LOHMAR, ANNE, Sozialdienst der Medizinischen Einrichtungen, D-5300 Bonn

EXNER, K., Dr. med., Klinik für Plastische und Wiederherstellungschirurgie, St.-Markus-Krankenhaus, D-6000 Frankfurt am Main 50

FELLER, A.-M., Priv.-Doz. Dr. med., Abteilung für Plastische und Wiederherstellungschirurgie, Klinikum Rechts der Isar der TU, D-8000 München 80

GIEBEL, G. D., Dr. med., Chirurgische Abteilung des Marienhospitals, D-5040 Brühl

JAEGER, K., Prof. Dr. med., Chirurgische Abteilung des Marienhospitals, D-5040 Brühl

KUNERT, P., Dr. med., Bereich Plastische Chirurgie, Evangelisch-Lutherisches Krankenhaus „Alten Eichen", D-2000 Hamburg 54

LAMPE, H. J., Dr. med., Klinik für Plastische und Wiederherstellungschirurgie, St.-Markus-Krankenhaus, D-6000 Frankfurt am Main 50

LEMPERLE, G., Prof. Dr. med., Klinik für Plastische und Wiederherstellungschirurgie, St.-Markus-Krankenhaus, D-6000 Frankfurt am Main 50

LIANG, M., M.D., Division of Plastic Surgery, Montefiore Hospital, Pittsburgh, PA 15213, USA

NARAYANAN, K., M.D., Division of Plastic Surgery, Montefiore Hospital, Pittsburgh, PA 15213, USA

NIEVERGELT, J., Dr. med., Klinik für Plastische und Wiederherstellungschirurgie, St.-Markus-Krankenhaus, D-6000 Frankfurt am Main 50

SCHALLER, E., Dr. med., Klinik für Plastische Hand- und Wiederherstellungschirurgie, Medizinische Hochschule, D-3000 Hannover 51

SMITH, R. W., M.D., University Departement of Plastic Surgery and Burns, YU-61000 Ljubljana

SOLINC, M., M.D., University Departement of Plastic Surgery and Burns, YU-61000 Ljubljana

STARK, G. B., Dr. med., Division of Plastic Surgery, Tulane University, New Orleans, LA 70112-2699, USA

STEINAU, H. U., Priv. Doz. Dr. med., Abteilung für Plastische und Wiederherstellungschirurgie, Klinikum Rechts der Isar der TU, D-8000 München 80

Einführung

K. Jaeger

Ende des letzten Jahrhunderts führten Rotter und Halsted ihre aggressive Technik für die Behandlung des Mammakarzinoms ein. Man muß dazu wissen, daß sie in der Regel nur sehr ausgedehnte und z.T. schon organübergreifende Karzinome operierten und die Rezidivfreiheit im Vordergrund ihrer Bemühungen stand. Ihre Amputationsform mit einer von der Axilla schräg auf der Thoraxwand verlaufenden Inzision mit Wegnahme der gesamten Brust, der Mm. pectorales major et minor und aller drei Lymphknotenetagen ist ein extrem verstümmelnder Eingriff mit einer hohen Morbidität. Obwohl heute in der Behandlung des Mammakarzinoms weit in den Hintergrund getreten, kommen gelegentlich noch solche Patientinnen zur Rekonstruktion; hier sind nur mit großen Lappentechniken sinnvolle Rekonstruktionen möglich, wobei der Latissimus-dorsi-Insellappen mit zusätzlicher Prothesenimplantation oder in Kombination mit einer Gewebeexpansion die sicherste Möglichkeit darstellt. In Konkurrenz zu diesem „working horse" der plastischen Chirurgen ist in letzter Zeit der „TRAM-Flap" (Transverser Rectus-Abdominis-Myokutanlappen) getreten, der jedoch aufgrund der Größe des Eingriffs, der Schwächung der Bauchdecke und des Risikos von Teilverlusten nur in die Hand des sehr Geübten gehört. Diese Patientengruppe kommt auch für freie mikrochirurgische Lappentransplantationen in Frage.

Als Standardeingriff hat inzwischen die eingeschränkt radikale Mastektomie nach Patey, Stewart und Auchincloss die radikaleren und ultraradikalen Verfahren verdrängt. Innovativ war der Erhalt der Mm. pectorales major et minor, die Mastektomie mit horizontaler Schnittführung und eine Begrenzung der Lymphadenektomie auf den Level 1 und 2. Die Lymphadenektomie wird anatomisch vom Pektoralisrand, dem Vorderrand des M. latissimus dorsi, dem Unterrand der V. axillaris begrenzt. Hinzu kommt die hinter dem M. pectoralis minor gelegene Lymphknotengruppe (Level 2). Dieses Vorgehen reduzierte die postoperative Morbidität des Schultergürtels und die Anzahl der Lymphödeme. Die eingeschränkte radikale Mastektomie stellt den Regeleingriff bei allen Stadien des Mammakarzinoms dar. Da eine die beiden unteren Lymphknotengruppen überspringende Metastasierung mit isoliertem Befall des Level 3 (sog. Skipmetastasierung) eine extreme Ausnahme darstellt, ist mit dem beschriebenen Vorgehen die erforderliche Auskunft über das Tumorstadium gegeben.

Da inzwischen in kontrollierten Studien der Nachweis geführt wurde, daß durch eine Sofortrekonstruktion kein Nachteil im Krankheitsverlauf entstehen kann, gibt es keinen vernünftigen Grund mehr, diese der Patientin vorzuenthalten. Ausschlußkriterien sind das inflammatorische Mammakarzinom oder die genauso seltene Thoraxwandbeteiligung. Bei einer kleineren oder mittelgroßen

Brust mit nicht zu großem Hautdefizit kann die Sofortrekonstruktion mit einem Advancement der Bauchdecke und einem sofortigen Formen der Submammarfalte abgeschlossen werden. Bei größeren Brüsten und adipösen Patientinnen bietet die Gewebeexpansion mit einem retropektoral und hinter dem M. serratus liegenden Expander die beste Möglichkeit. Dieser Expander sollte 4–6 cm unterhalb der angestrebten Submammarlinie liegen, das Ventil zwischen mittlerer und hinterer Axillarlinie mindestens 5 cm vom Expander entfernt. Wir bevorzugen eine 2tägige postoperative systemische Antibiotikatherapie mit einem staphylokokkenwirksamen Antibiotikum. Mit der Expansion beginnen wir bereits intraoperativ mit 150 cm^3 und führen diese ambulant unter streng aseptischen Bedingungen fort. Wir expandieren in der Regel mehr als 50 % des angestrebten Endergebnisses der zu rekonstruierenden Brust. Die retromuskuläre Prothese erlaubt eine sichere Kontrolle der Brustwand und weist eine hohe onkologische Sicherheit auf. Die Adjuvansverfahren wie Chemo-, Hormon- und Radiotherapie sind durchführbar.

Am anderen Ende des chirurgischen Behandlungsspektrums stehen die eingeschränkten (brusterhaltenden) Verfahren. Die Verfechter der Quadrantenresektion unterteilen die Brust in vier Viertel, resezieren den Tumor mit einem Viertel der Brust und der darüberliegenden Haut und entfernen die Level 1–3. Die axilläre Lymphadenektomie wird entweder en bloc mit dem oberen äußeren Quadranten oder bei anderer Lokalisation des Tumors von einer separaten Inzision aus durchgeführt. Veronesi, der wegweisende Vertreter dieses Vorgehens, entfernt den Level 3 zusammen mit dem kleinen Brustmuskel. Die Tumorektomie verlangt eine Entfernung der Geschwulst mit einem Sicherheitsabstand von 2 cm und eine axilläre Dissektion. Beide eingeschränkten Therapieformen verlangen eine postoperative Radiatio mit 6000 rad. Diese differenzierten Verfahren verlangen neben einem erfahrenen Operateur einen spezialisierten Radiologen sowie Pathologen. Sie sollten nur in Schwerpunktkliniken, die über große Erfahrung in der Mammachirurgie verfügen, durchgeführt werden. Theoretisch erfolgt nach den eingeschränkten Verfahren keine Mammarekonstruktion, erbringen sie doch die kosmetisch besten Ergebnisse.

Kommt es jedoch zu einem Strahlenschaden, einer deutlichen Asymmetrie oder der Katastrophe eines inflammatorischen Mammakarzinomrezidivs, sind zur Sanierung – oder bei den ersten beiden Eventualitäten – zur Rekonstruktion große Lappenplastiken gefragt.

Eine subkutane Mastektomie mit einer sofortigen Prothesenimplantation sollte nicht als Standardeingriff beim invasiven Mammakarzinom durchgeführt werden. Hohe Rückfallquoten, die hohe Frequenz eines Mamillenbefalls und schlechte kosmetische Ergebnisse lassen diesen Eingriff obsolet erscheinen.

Mammarekonstruktion durch Gewebeexpansion

G. B. Stark, K. Jaeger und G. D. Giebel

Das Prinzip

Sichtbare Ergebnisse der Gewebeexpansion begegnen dem Arzt jeden Tag. Beispiele sind die schlaffe Bauch- und Brusthaut nach Schwangerschaften und Hautschürzen nach massivem Gewichtsverlust. Ähnlich kann die Expansionsfähigkeit von Haut und Subkutangewebe über kontinuierlich wachsenden benignen Tumoren und Hernien beobachtet werden, die gigantische Ausmaße annehmen können, ohne zu Hautulzerationen zu führen. Die Ausnutzung des Prinzips der Gewebeexpansion ist hunderte, wenn nicht tausend Jahre alt: Afrikanische Stämme erreichten das ästhetische Ideal einer gigantisch gedehnten Unterlippe durch das Einbringen von Platten zunehmender Größe. Dieselbe Methode der Lippenvergrößerung verwendeten die brasilianischen Txukhameis-Indianer als Schmuck und Stammesabzeichen ihrer Krieger. In Burma war es bei den Padaung Sitte, bei Mädchen das Längenwachstum des Halses durch eine steigende Anzahl von Ringen zu beschleunigen. Diese Sitte ist ebenfalls geographisch weit verbreitet: Auch die Frauen der Ndebele in Südafrika verlängerten hierdurch ihre Hälse.

Die erste gezielte klinische Anwendung des Prinzips der Gewebeexpansion zur Vermehrung von Haut in der plastischen und Wiederherstellungschirurgie beschrieb Neumann [17]. Bei seinem Versuch, ein partiell abgerissenes Ohr durch serienmäßiges Auffüllen eines Gummiballons unter der Schläfenhaut zu rekonstruieren, verwendete er erstmals den Ausdruck Hautexpansion („expansion of the skin"). Diese Operation erlaubte eine ausreichende Expansion der Haut der Temporalregion zur Deckung eines Knorpeltransplantats. Er definierte das Ziel der Technik klar als „die Fähigkeit, eine neue lokale Quelle an Haut und Subkutangewebe" zu schaffen. Neumann beobachtete die Zunahme der Hautoberfläche während der Expansion, stellte aber keine Spekulationen über den Ursprung dieses Gewebegewinns an. Er postulierte bereits klar die Vorteile der Methode, „Haut mit einem hohen Grad an Übereinstimmung mit der Farbe und Textur der benachbarten Haut zu erhalten, einen Entnahmedefekt im herkömmlichen Sinn zu vermeiden und eine eventuelle Verminderung der Schritte zum Erreichen rekonstruktiver Ziele". Erstaunlicherweise fand dieser kasuistische Bericht, der seiner Zeit voraus war, 20 Jahre lang keine Beachtung.

Der Durchbruch der Technik der Gewebeexpansion kam erst 20 Jahre später durch Chedomir Radovan [18]. Radovan entwickelte einen implantierbaren, transkutan auffüllbaren Silikonballon, um Defekte zu decken und zur Brustrekonstruktion. Dieser Radovan-Expander, auch heute der gebräuchlichste, hat eine semirigide Bodenplatte und ein separates Injektionsventil (Abb. 1).

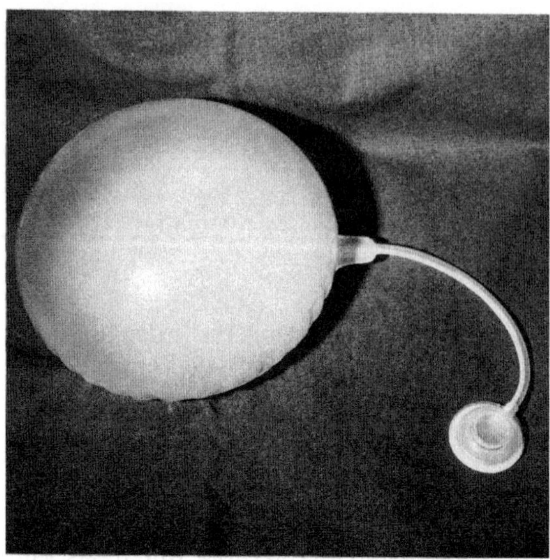

Abb. 1. Der Gewebeexpander nach Radovan besteht aus einem Silikonballon, der über einen Schlauch mit einem sich selbst abdichtenden Füllventil verbunden ist. Durch eine feste Bodenplatte kann bei der transkutanen Füllung mit Injektionsnadeln nicht durch diese hindurchgestoßen werden

Das Auffüllen des Expanders erzeugt Druck auf den darüber liegenden Haut-Weichteil-Mantel und macht damit zusätzliches Gewebe verfügbar. 1976 implantierte er an der Georgetown University in Washington zum ersten Mal einen Gewebeexpander zur Deckung eines Defektes am Oberarm. Diese Innovation setzte sich zunächst nur sehr langsam durch [18, 19, 20, 21]. Radovan definierte das Prinzip der Gewebeexpansion als „Schaffung und Vermehrung von Spendergewebe und dessen Benutzung, ohne einen Hebedefekt zu hinterlassen". Den vollen Durchbruch seiner Technik konnte Radovan, der 1984 im Alter von nur 52 Jahren ertrank, nicht mehr erleben.

Erst 6 Jahre nach der ersten Mitteilung von Radovan wurde eine experimentelle Arbeit, die sich mit der zugrundeliegenden Pathophysiologie beschäftigte, veröffentlicht: Austad et al. [1] warfen als erste die entscheidende Frage nach dem Ursprung des expandierten Gewebes auf und fanden zahlreiche Hinweise, daß es sich dabei vorwiegend um einen realen Nettogewinn handelt.

Die bisherigen experimentellen und klinischen Mitteilungen ergaben, daß es bei der Expansion zu keiner Ausdünnung der Epidermis kommt. Dies beruht auf einer erhöhten Mitoserate [1] (Abb. 2). Zwar werden Kutis und Subkutis zunächst dünner; diese Dickeabnahme scheint aber im Lauf der Zeit nach Expansionsende kompensiert zu werden. Unter normalen Bedingungen kommt es zu einer raschen Anpassung der Blutversorgung des expandierten Gewebes. Auch die Blutgefäße machen die Expansion ohne morphologische Schäden mit [24]. Die Blutversorgung, nicht allein die mechanische Hautcompliance, ist als der limitierende Faktor für die Expansionsgeschwindigkeit anzusehen. Die gilt vor allem für bestrahlte Patientinnen, da hier die Schädigung der Blutgefäße die Versorgung der gedehnten Haut beeinträchtigen kann.

Zunächst wurde die Gewebeexpansion überwiegend zur sekundären Wiederherstellung der weiblichen Brust nach Mastekomie angewandt [5, 19]. Daneben

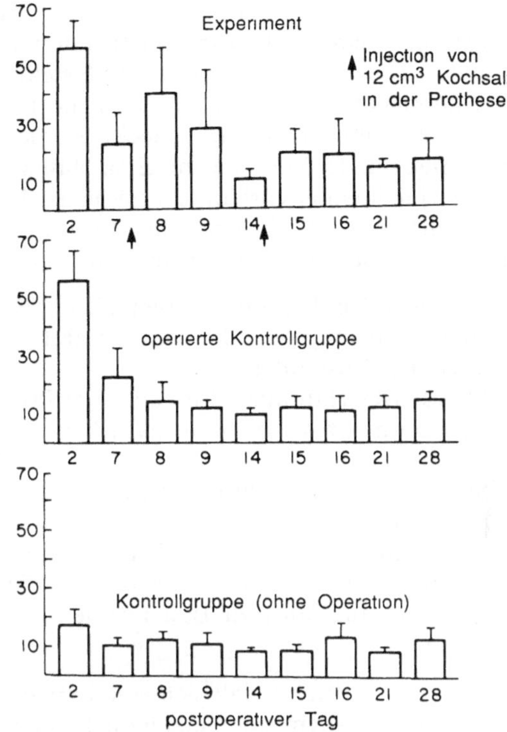

Abb. 2. Nach subkutaner Implantation eines Expanders bei Meerschweinchen kommt es bei jeder Auffullung des Expanders (*Pfeile*) zu einem Anstieg der Einlagerung von radioaktivem Thymidin als Zeichen einer erhohten Mitoserate (*oben*) Bei Expandereinbringung ohne Auffullung (*Mitte*) und Kontrollgruppe (*unten*) bleibt dieser Anstieg aus (Nach Austad et al. [2]; Wiedergabe mit Zustimmung des Herausgebers)

hat sich diese Methode zur Deckung von Hautdefekten bei zahlreichen Rekonstruktionsproblemen an Kopf, Stamm und Extremitäten bewährt. Nachdem anfangs nur sekundäre Brustrekonstruktionen nach zurückliegender Ablatio erfolgten, wurde schließlich mit der primären Rekonstruktion zeitgleich mit der Mastektomie die Gewebeexpansion in die initiale Therapie des Mammakarzinoms integriert [7, 10, 13, 24, 25].

Problematik

Vor Einführung der Gewebeexpansion beruhte die Brustrekonstruktion zu einem großem Teil auf lokalen gestielten oder in neuerer Zeit auch freien Fernlappenplastiken, die alle nicht ohne Nachteile sind. Zunächst hinterläßt jede Lappenverpflanzung einen Entnahmedefekt, der versorgt werden muß und unter Umständen eine eigene Morbidität besitzt. Da es bei der Gewebeexpansion zu einer Gewebsvermehrung zu kommen scheint [1], fällt dieses Problem theoretisch weg. Zum zweiten gleicht die Haut in keiner Körperregion völlig derjenigen einer anderen. Diese Unterschiede in der Textur, Dicke, Farbe und Behaarung können kosmetisch sehr störend sein. Die Vermehrung lokal zur Verfügung stehenden Gewebes bietet eine optimale Lösung für diese Disparität, da diese immer am idealsten den lokalen Anforderungen entspricht.

Seit Mitte der 1980er Jahre hat die Verwendung des Gewebeexpanders zunächst vor allem zur Brustrekonstruktion weitere Verbreitung auch in Europa gefunden. Die modifizierte radikale Mastektomie, wie sie heute Standardtherapie des Mammakarzinoms ist, hinterläßt normalerweise keinen eigentlichen Hautdefekt, der mit Spalthaut gedeckt werden muß. Durch die Resektion der Brustdrüse mit der Mamille und einer Hautspindel ist aber i. allg. kein ausreichender Weichteilmantel vorhanden, um eine Mammaprothese ausreichender Größe aufzunehmen. Bei Einbringen einer Prothese *ohne* vorherige Expansion oder Lappenplastik bestehen vor allem die 4 folgenden Probleme:

1) Volumen: Der Hautmantel bietet in der Regel keinen ausreichenden Raum für eine Prothesengröße, die dem Gesamthabitus der Patientin und der kontralateralen Brust entspricht.
2) Ptosis: Der Hautmantel ist über der Prothese straff gespannt. Dadurch entsteht keine Ptose, die dem natürlichen Aussehen der weiblichen Brust entspricht.
3) Submammarfalte: Durch eine fehlende Submammarfalte sieht die Brust unnatürlich und konisch aus.
4) Kapselkontraktur: Wie um jeden Fremdkörper bildet sich auch um eine Silikonprothese eine Bindegewebskapsel, die mit der Zeit zunimmt. Diese Kapselkontraktur führt zu Beschwerden, Asymmetrie und einer unnatürlichen Form.

Es ist einleuchtend, daß sich eine Expansion der Haut zur Lösung der ersten 3 genannten Probleme, die letztendlich auf einem Hautdefizit beruhen, anbietet. Zu Punkt 4 ist festzustellen, daß nicht die Kapsel, sondern ihre sekundäre Schrumpfung Beschwerden macht. Durch eine Überexpansion – mit einem überdimensionierten Implantatlager – wird ein Raum geschaffen, der nach Einbringen einer kleineren definitiven Prothese genügend schrumpfen kann, ohne zu Beschwerden zu führen. Bisherige klinische Erfahrungen haben eine stark verringerte Kapselkontrakturrate mit dem Expander ergeben [11].

Die Rekonstruktion der weiblichen Brust nach Mastektomie durch Gewebeexpansion

Sekundäre Rekonstruktion

Wenn auch bereits vor über 30 Jahren erstmals von primären Brustrekonstruktionen unmittelbar im Anschluß an die Mastektomie berichtet wurde [14], so dominierten bis Mitte der 70er Jahre fast ausschließlich sekundäre Brustrekonstruktionen. Der Wiederaufbau erfolgte erst Monate oder Jahre nach der Mastektomie. Dies hatte 2 Gründe: Zum einen bot die früher geübte Standardoperation nach Rotter-Halsted durch ihre Schnittführung und die Mitnahme der Pektoralmuskulatur wesentlich schlechtere Voraussetzungen für eine Rekonstruktion. Zum anderen bestanden onkologische Vorbehalte gegen einen primären Brustwiederaufbau.

Die Geschichte der Brustrekonstruktion geht bis in die 90er Jahre des letzten Jahrhunderts zurück [8]. Die früheren Techniken der Brustrekonstruktion hatten aber oft ästhetisch unbefriedigende Ergebnisse und wurden durch die Tatsache, daß mehrere operative Eingriffe erforderlich waren, limitiert. Jedoch hat es die rasante Entwicklung neuer Methoden der Brustrekonstruktion seit Mitte der 1970er Jahre ermöglicht, eine symmetrische ästhetisch ansprechende Brust zu rekonstruieren.

Prothesen

1963 berichteten Cronin u. Gerow [9] erstmals über die Verwendung von Silikon-Gel-Prothesen in der Mammachirurgie zur kosmetischen Augmentation. Dieser Prothesentyp wurde erstmals von Snyderman u. Guthrie [23] in der Brustrekonstruktion eingesetzt. Um einen größeren Hautmantel für die Prothese zu erhalten, dient als einfachstes Verfahren die Verschiebeplastik der Oberbauchhaut nach kranial [15]. Silikonprodukte werden außerordentlich gut vom Körper toleriert. Im allgemeinen induzieren sie eine milde Fibroblastenreaktion, welche in einer dünnen Enkapsulation resultiert. Während der über 20 Jahre einer breiten Anwendung der Brustaugmentation hat es keine substantielle Mitteilung über die Auslösung einer Neoplasie durch die Implantation von Silikon beim Menschen gegeben. Ein wesentliches Problem bei Silikonprothesen stellt die Kontraktur einer verdickten Kapsel dar, welche zu einer Induration und Deformierung der Brust führt. Nach einfacher Prothesenimplantation liegt die Inzidenz dieser Komplikationen bei 30–40 %. Sowohl gestielte wie auch freie Myokutanlappen haben

Tabelle 1. Entwicklungen in der Mammarekonstruktion

Verfahren	Autoren	Jahr
Frei verpflanztes Lipom	Czerny	1895
Gestielter Latissimus-dorsi-Myokutanlappen	Tansini	1906
Lappen von der gesunden Brust	Reinhard	1932
Bauchhautrundstiellappen	Gillies	1945
Lokale Verschiebelappen	Longacre	1953
Primäre Rekonstruktion	Lettermann/Schurter	1955
Silikonprothese zur kosmetischen Augmentation	Cronin/Gerow	1963
Gestieltes Omentum majus	Kiricuta	1963
Silikonprothesen zur Rekonstruktion	Snyderman/Guthrie	1971
Gesäßhautwanderlappen	Orticochea	1973
Lokaler thorakoepigastrischer Hautlappen	Tai/Hasegawa	1974
Gestielter Latissimus-dorsi-Lappen wiederentdeckt	Olivari	1976
Freie mikrochirurgische Lappen	Fujino et al	1976
Omentum und Silikonprothese	Arnold et al	1976
Epigastrischer M.-rectus-Myokutanlappen	Drever	1977
Gewebeexpander	Radovan	1978
Abdominal Advancement	Lewis	1979
TRAM-Flap	Hartrampf et al.	1982
Schaffung einer Submammarfalte	Ryan	1982
Mamillenrekonstruktion mit kreuzformigen Lappen	Little	1983

den Vorteil, gut durchblutetes Gewebe in den Mastektomiedefekt zu bringen, was insbesondere nach radikaler Mastektomie und bei Strahlenschäden von Vorteil ist. Hier bieten sie oft eine gute Kombinationsmöglichkeit mit einer Prothesen-implantation oder dem Expander, insofern, ob sie a) die Protheseneinbringung sicherer machen und b) das kosmetische Ergebnis verbessern können. Wesentliche Nachteile der Lappenplastiken sind die mehr oder weniger störenden Narben an der Entnahmestelle und die nicht voll mit der Empfängerzone übereinstimmende Haut. In der primären Rekonstruktion stehen viele Operateure den Myokutan-lappen skeptisch gegenüber, da hierdurch ein lokales Tumorrezidiv verschleiert werden kann.

Die nichtaxialen Lappenplastiken, mit hohen Komplikationsraten und einer prolongierten Rehabilitation waren meist mehrstufige Eingriffe, die nicht die gewünschten Resultate brachten [6] (Tabelle 1).

Durch das alleinige Einbringen einer Silikonprothese war es lediglich möglich, eine kleine Brust ohne Ptosis zu schaffen. Dieses Vorgehen ist mit einer hohen Rate an Kapselkontrakturen belastet. Die Entwicklung der Myokutanlappen und der Gewebeexpansion verlief praktisch parallel und stellte eine wesentliche Bereicherung der Möglichkeiten dar. Die Indikation für die einzelnen Verfahren sind derzeit noch nicht klar abgegrenzt. Gelegentlich ist auch eine Kombination dieser Techniken zum Erreichen eines optimalen Resultates nötig.

Gewebeexpansion

Radovan führte den Gewebeexpander 1987 zur Mammarekonstruktion ein [19]. Etwa zu gleicher Zeit entwickelte Austad [1] einen sich selbst expandierenden Expander, der zum ersten Mal zur Rekonstruktion eines Defekts am Oberschen-kel eingesetzt wurde. Radovan implantierte subkutan und verwendete einen Ex-pander mit einem entfernten Einfüllventil, der heute seinen Namen trägt (Abb. 3).

Die Gewebeexpansion machte aufwendige Lappentranspositionstechniken oft unnötig, da die lokale Haut, heute auch die Muskulatur, expandiert werden (Abb. 5). Dadurch hat die Patientin nur noch eine Narbe (jene von der Mastekto-mie). Hautfarbe und Textur stimmen mit den lokalen Gegebenheiten überein. Der „Flickenteppicheffekt" durch Hauttransplantate oder Lappenverpflanzungen entfällt [6].

1982 modifizierte Ryan [22] den thorakoepigastrischen Verschiebelappen nach Lewis [15] zur Schaffung einer Submammarfalte (Abb. 5) nach Prothesen-implantation. Diese Technik hat sich auch für die Expansion bewährt.

Der bedeutendste Nachteil des Gewebeexpanders ist die Notwendigkeit einer zweiten Operation, um den Expander gegen eine definitive Silikon-Gel-Prothese auszuwechseln. Aus diesem Grund stellte Becker 1984 [5] eine Expanderprothese vor, die aus einem Silikon-Gel-Mantel besteht, der eine Füllkammer umgibt. Wie beim Radovan-Expander wird diese innere Kammer über ein subkutanes Schlauchventil aufgefüllt. Nach Abschluß der Expansion kann der Schlauch mit dem Ventil einfach in Lokalanästhesie entfernt werden. Die Eintrittsstelle des Schlauches versiegelt sich nach dem Ziehen von selbst. Diese Expanderprothese

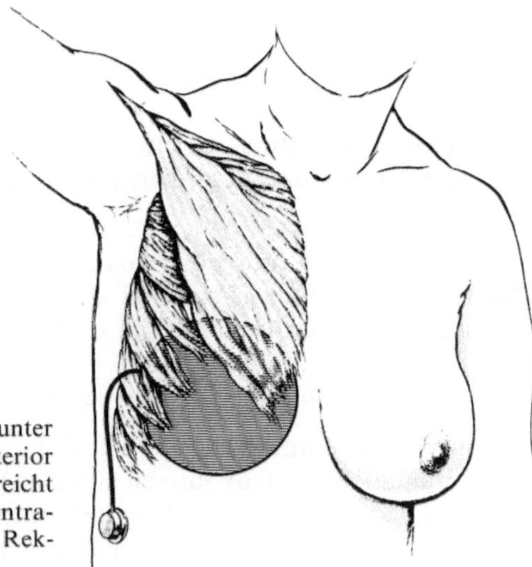

Abb. 3. Der Expander wird submuskulär unter den M. pectoralis major und M. serratus anterior auf die Brustwand plaziert. Nach kaudal reicht das Expanderlager etwa bis 5 cm unter die kontralaterale Submammarfalte und liegt unter der Rektusfaszie

bleibt nach dem Auffüllen als definitive Prothese in situ. Es ist also nur noch *eine* Operation zur Rekonstruktion erforderlich, wenn man von der Mamillenrekonstruktion und der Ventilentfernung absieht.

Neben dem unbestreitbaren Vorteil geringerer Operationsbelastung hat dieses Vorgehen aber auch Nachteile. Beim zweizeitigen Vorgehen mit dem Radovan-Expander kann beim Auswechseln des Expanders gegen die definitive Prothese eine Submammarfalte geschaffen werden. Diese Möglichkeit entfällt bei der Bekker-Expanderprothese. Bei der Implantation des Expanders kann seine Ausbreitungsrichtung nicht immer exakt abgeschätzt werden. Korrekturen der Prothesenlage sind bei der Becker-Prothese nicht möglich.

Primäre Mammarekonstruktion

1955 berichteten Lettermann u. Schurter [14] erstmals über den primären Wiederaufbau der weiblichen Brustdrüse zeitgleich mit der Mastektomie. Die primäre Rekonstruktion mit einer Prothese oder einem Expander kann ohne Änderung der Krebsresektionstechnik durchgeführt werden.

Georgiade et al. [10] verglichen prospektiv das krankheitsfreie Überleben von 101 Patientinnen nach primärer Rekonstruktion mit 377 Patientinnen, bei denen eine Mastektomie ohne Rekonstruktion erfolgte. Die Multivarianzanalyse unter Berücksichtigung von prognostischen Ungleichheiten bei den Kollektiven zeigte keinen signifikanten Unterschied im Krankheitsverlauf. In seiner initial vorgestellten Serie berichtete Radovan [20] nur über sekundäre Rekonstruktionen, d. h. der Wiederaufbau erfolgte Monate oder Jahre nach vorangegangener Mastektomie. Ward et al. [25] betonen, daß keine spezifischen Kontraindikationen gegen eine primäre Rekonstruktion bestehen.

Operationstechnik

1. Schritt: Expanderimplantation

Das Operationsverfahren ist prinzipiell für die primäre und sekundäre Rekonstruktion identisch und hat innerhalb der letzten Jahre wesentliche Modifikationen erhalten:

- Subkutane Plazierung des Expanders,
- submuskuläre Plazierung des Expanders,
- submuskuläre und weit kaudal subfasziale Plazierung,
- Überexpansion des Gewebes,
- Kombination mit einer Oberbauchverschiebeplastik.

Radovan [20] empfahl bereits eine Überexpansion um 150 bis 250 ml über das zu erwartende Prothesenvolumen hinaus. Er empfahl noch die subkutane Implantation des Expanders, wobei der Unterrand in Höhe der Submammarfalte plaziert wurde. Wie auch von Ward et al. [25] vorgeschlagen, erhalten alle Patientinnen eine perioperative intravenöse Antibiotikaprophylaxe mit 3mal 4 g Mezlocillin und 2 g Oxacillin über 2 Tage. Um die Position des Expanders intraoperativ richtig festlegen zu können, darf die kontralaterale Brust bei der Operation nicht abgedeckt werden.

Bei der *primären Rekonstruktion* führen wir üblicherweise eine modifiziert-radikale Mastektomie nach Stewart-Smith, Auchincloss und Madden durch. Bei dieser Operation wird der Tumor unter Mitnahme des gesamten Brustdrüsenkörpers, der Mamille, einer perimamillären Hautspindel und der axillären Lymphknoten Level I und II reseziert. Sowohl der M. pectoralis major als auch minor werden erhalten. Bei der axillären Präparation muß darauf geachtet werden, daß die Innervation und Gefäßversorgung der Mm. pectoralis major, serratus anterior und latissimus dorsi nicht verletzt werden, da diese Muskeln für die Rekonstruktion von Bedeutung sind. Besonders zu verweisen ist auf den im kranialen Drittel um den M. pectoralis minor zum M. pectoralis major ziehenden Nervenast, der die kaudalen zwei Drittel des M. pectoralis major versorgt. Dies verhindert eine neurogene Muskelatrophie. Die Ablatio mammae wird bis auf den Hautverschluß in üblicher Weise durchgeführt. Wenn sich der Tumor nicht im kaudalen Mammabereich befindet, erleichtert die Erhaltung der kaudalen Pektoralisfaszie die Präparation des Expanderlagers. Zur Festlegung der Expanderposition muß präoperativ die kontralaterale Submammarfalte im Sitzen oder Stehen angezeichnet werden. Ward et al. [25] empfehlen das sofortige Wiegen des Operationspräparates, da dieses ein verläßlicher Anhalt für die später erforderliche Prothesengröße sei.

Ziel der Operation ist eine Tasche bestehend aus den Mm. pectoralis major, serratus anterior und der oberen Rektusscheide. Diese Muskeln sollen das Implantat komplett bedecken.

Von einer Überexpansion wurde zunächst nach Austausch gegen eine kleinere definitive Prothese das automatische Entstehen einer natürlichen Ptose erwartet. Unser anfängliches Vorgehen, den Expander einfach in die anatomisch präformierte Loge unter den M. pectoralis major zu plazieren, erbrachte außer bei

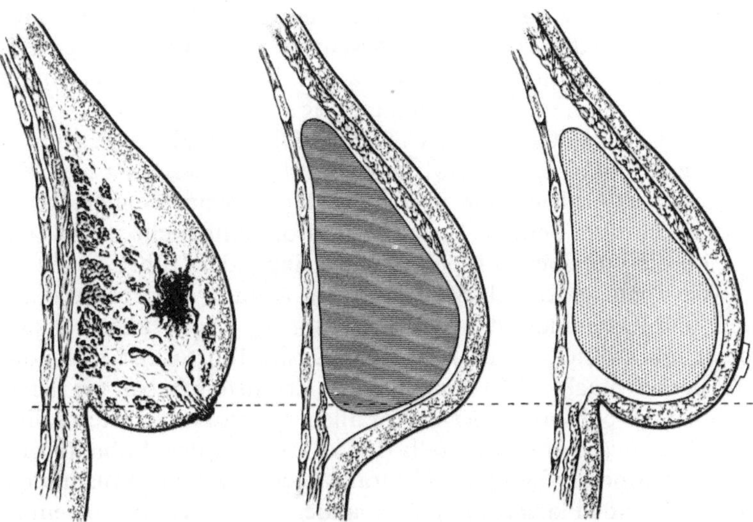

Abb. 4. Durch die kaudale Plazierung des Expanders wird zusätzlich Gewebe aus dem Oberbauch rekrutiert, das dann im Sinne eines „abdominal advancement" nach Lewis und Ryan zur
Formung der Ptose herangezogen werden kann. (Mod. nach Cohen u. Turner [7])

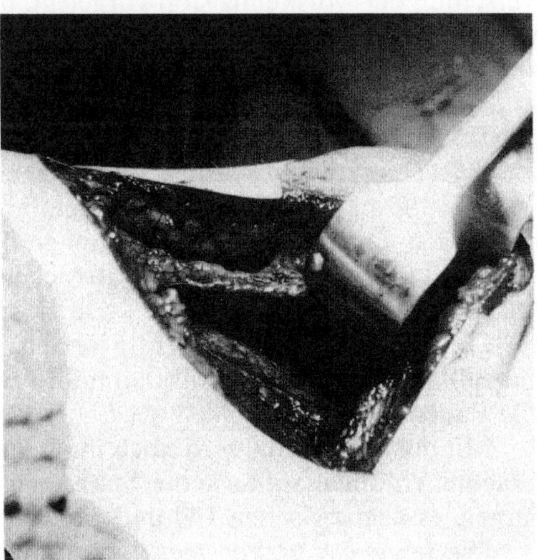

Abb. 5 Das Prothesenlager wird über
eine Längsinzision des M. serratus anterior in Faserrichtung präpariert

Frauen mit sehr kleinen Mammae keine natürlich erscheinende Brust. Eine wesentliche Verbesserung wurde durch eine kaudalere Plazierung und Vergrößerung
des Implantatlagers erzielt.

Durch die Durchtrennung der kaudalen Muskelursprünge und Ausdehnung
der Dissektionsebene unter die Faszie des M. rectus abdominalis konnte eine
deutliche Vergrößerung des Rekonstruktionsvolumens und Formverbesserung
erreicht werden (Abb. 4). Über eine Inzision in Faserrichtung durch den M.
serratus anterior über der 7. Rippe wird in die Dissektionsebene eingegangen
(Abb. 5).

Von hier aus wird zunächst durch stumpfe Dissektion das submuskuläre Prothesenlager auf der Thoraxwand geschaffen. Zur Blutstillung hat sich die Verwendung eines beleuchteten Hakens bewährt. Die Präparation erfolgt nach medial bis zum Sternalrand, nach kranial hängt sie von der Form der kontralateralen Brust ab, reicht aber selten bis zur Clavicula. Die kaudale Dissektion ist meist schwierig. Die auslaufende Pektoralismuskulatur und -faszie ist hier dünn und reißt bei der Präparation leicht ein und sollte dann, wenn möglich, genäht werden. Die Dissektion unter dem M. serratus anterior sollte nicht zu weit nach lateral erfolgen, da dies zu einer Fehlposition des Expanders führt.

Wie auch Becker plazierten wir am Anfang unserer Serie den Expander zu hoch und lösten nicht den unteren Ursprung des M. pectoralis major ab, was zu einem unnatürlich kranialen Prothesensitz führte und sekundäre Korrekturen erforderlich machte. Mit zunehmender Erfahrung haben wir den Expander weiter nach kaudal plazieren gelernt. Vor allem bei großen Brüsten sollte das Prothesenlager bis etwa 5 cm unterhalb der kontralateralen Submammarfalte zu liegen kommen. Sind der kaudale Pektoralisanteil und die Rektusfaszie extrem dünn, ist eine subkutane Plazierung des Expanders im Oberbauch einem zu kranialen Sitz des Expanders vorzuziehen.

Vor dem Einbringen wird der Expander mit Luft gefüllt unter Wasser gehalten, um ein Leck auszuschließen. Langbelassene resorbierbare Fäden werden zum Verschluß der Muskelinzision vorgelegt, um bei der Naht nicht den Expander zu verletzen. Durch Spreizen mit der Schere wird ein subkutanes Lager für das Auffüllventil geschaffen. Um eine Infektion zu vermeiden, wird das Ventil weder unter der Hautnaht noch in der Nähe der Drainagen plaziert. Um das spätere Auffinden zu erleichtern, wird es nahe unter der Dermis auf die laterale oder kaudale Thoraxwand plaziert. Durch einen ausreichenden Abstand soll die versehentliche Punktion der Expandermembran verhindert werden. Die Muskelloge wird nach Einlage einer Saugdrainage durch Knüpfen der vorgelegten Nähte komplett geschlossen. Besteht Bluttrockenheit, kann auf eine Drainage verzichtet werden.

Die Haut wird zweischichtig verschlossen: zunächst durch eine subkutane Einzelknopfnaht. Zur Intrakutannaht verwenden wir nichtresorbierbare monofile Fäden.

Mit der Expansion wird noch im Operationssaal begonnen. Das dabei eingebrachte Volumen sollte keine Spannung der Haut und Muskulatur zur Folge haben, es liegt zwischen 100 und 300 cm^3.

Die *sekundäre Rekonstruktion* verläuft prinzipiell identisch. Der Zugang erfolgt unter Exzision der Mastektomienarben, die immer histologisch untersucht werden müssen. Oft sind die Verhältnisse bei sekundärer Rekonstruktion weniger ideal als bei der primären, da der Voroperateur oft nicht die Rekonstruktion im Auge hatte. Die Hautnaht in Einzelknopfnahttechnik führt zu kosmetisch ungünstigeren Narbenverhältnissen.

Das Auffüllen des Expanders

Postoperativ wird innerhalb der 1. Woche, also noch vor Abschluß der Wundheilung, weiterexpandiert. Becker [6] empfiehlt, mit dem 2.–4. Tag zu beginnen.

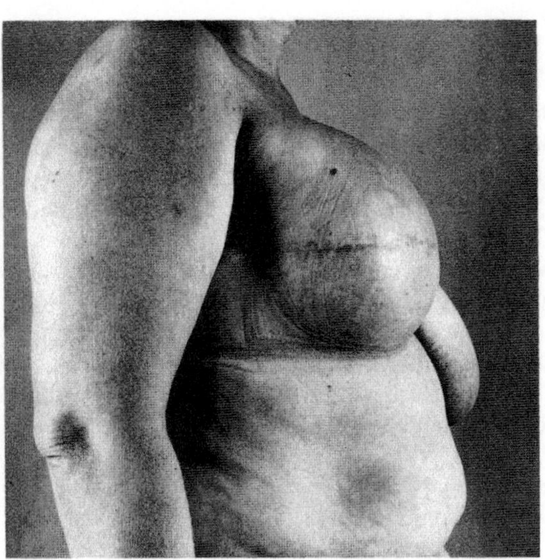

Abb. 6 Überexpansion auf 1060 cm³

Während wir anfangs eine Überexpansion um etwa 200 bis 300 ml über das zu erwartende Prothesenvolumen durchführten, erstrebten wir nun eine noch größere Überexpansion, oft auf das Doppelte (Abb. 6). Das Auffüllen erfolgt ein- bis zweimal wöchentlich ambulant. Mit einer 23-gg-Butterfly-Kanüle wird so viel physiologische Kochsalzlösung injiziert, bis die Haut straff ist. Nicht selten klagt die Patientin über ein Spannungsgefühl oder Schmerzen. Es wurde über positive Erfahrungen mit der intraluminären Applikation von Lidocain zur Verhinderung dieser Beschwerden berichtet. Bisher ist allerdings das Spannungsgefühl einer der verläßlichsten Parameter für die mögliche Expansionsgeschwindigkeit. Um eine Implantatexposition zu vermeiden, punktieren wir deshalb bei Schmerzen Flüssigkeit aus dem Ventil ab.

Um die individuell sehr variable Expansionsmenge zu überwachen, wurden transkutane Messungen des Sauerstoffpartialdruckes der expandierten Haut, Perfusionsmessungen und intraluminäre Druckmessungen empfohlen. Dieses Vorgehen hat sich bisher jedoch nicht durchgesetzt.

2. Schritt: Auswechseln gegen die endgültige Prothese

Wenn das endgültige Expansionsvolumen erreicht ist, empfehlen einige Autoren eine Wartefrist von 1–3 Monaten. Für die Vorstellung, erst in diesem Zeitraum wachse die überdehnte Haut und das Subkutangewebe, gibt es allerdings keine Belege. Das Abschätzen des Volumens der definitiv erforderlichen Gelprothese kann durch Entleerung von Flüssigkeit am Tag vor dem Prothesenwechsel erleichtert werden.

Ptosis und Submammarfalte

Das Ziel der Rekonstruktion ist es, eine Brust zu formen, deren Ptose mit jener der kontralateralen übereinstimmt. Die besten Ergebnisse erzielt ein Expander, der unterhalb der Submammarfalte unter der Rektusfaszie plaziert wurde. So gewinnt der Expansionsprozeß zusätzliche Haut und Subkutangewebe vom Oberbauch, das zum Schaffen einer Ptose nach kranial verschoben werden kann. Die Pexie der Expanderkapsel an den Rippenknorpel oder das Periost durch die Mastektomienarbe hindurch ist technisch relativ schwierig („internes Verfahren nach Ryan", Abb. 7 b).

Nach 22 primären Rekonstruktionen mit beiden Varianten berichten Ward et al. [25] über bessere Ergebnisse mit der zweiten Methode.

Wir nähen, wenn immer möglich, die Submammarfalte durch die alte Mastektomienarbe. Die expandierte Haut des unteren Thorax und des Oberbauches wird dabei mit vorgelegten resorbierbaren Einzelknopfnähten durch das Subkutangewebe und der Dermis am Rippenperiost in Höhe der zukünftigen Submammarfalte fixiert.

Anfänglich versuchten wir, eine Ptose durch Plazieren des Expanderunterrandes in Höhe der Submammarfalte und Überexpansion zu schaffen. Unsere Erfahrung, daß dieses Vorgehen weder zu einer gut definierten Submammarfalte noch zu einer ptotischen Brust, sondern zu einem unnatürlich hohen Brustansatz führt, deckt sich mit der anderer Autoren [6, 25]. Solche Situationen konnten gelegentlich mit dem „Stuttgarter Brustgürtel" und Selbstmassage korrigiert werden (Abb. 8, S. 18).

Kombination mit Lappenplastiken

Bei 3 von 49 Patientinnen kombinierte Becker [6] die von ihm entwickelte Expanderprothese mit einem Latissimus-dorsi-Lappen.

Wir expandieren 12mal einen Myokutanlappen im Rahmen einer Brustrekonstruktion und sahen dabei keine expansionsbedingten Komplikationen. Mitteilungen über dieses Vorgehen sind in der Literatur noch sporadisch. Als Hauptindikation sehen wir das Vorliegen strahlengeschädigter Haut bei sekundären Rekonstruktionen. Hier ist die Komplikationsrate der Expansion, v. a. die Hautdehiszenz, viel größer als bei unbestrahltem Integument. Wenn evtl. noch weitere Risikofaktoren und eine mangelnde Weichteildeckung vorliegen, bietet ein Latissimus-dorsi-Insellappen mit seiner optimalen Durchblutung zusätzliche Sicherheit. Große Expansionsvolumina bei sehr adipösen Patientinnen und Nikotinabusus können ebenfalls eine Indikation darstellen. Im Übrigen unterscheidet sich das technische Vorgehen bei der Expansion in Kombination mit einer Lappenplastik nicht von dem obenstehenden. Allerdings sollte man später beim Formen der Submammärfalte keinesfalls den externen Zugang für die Ryan-Technik verwenden, da durch die zusätzliche Narbe eine schmale schlecht durchblutete Hautbrücke entsteht, die zugrunde gehen kann.

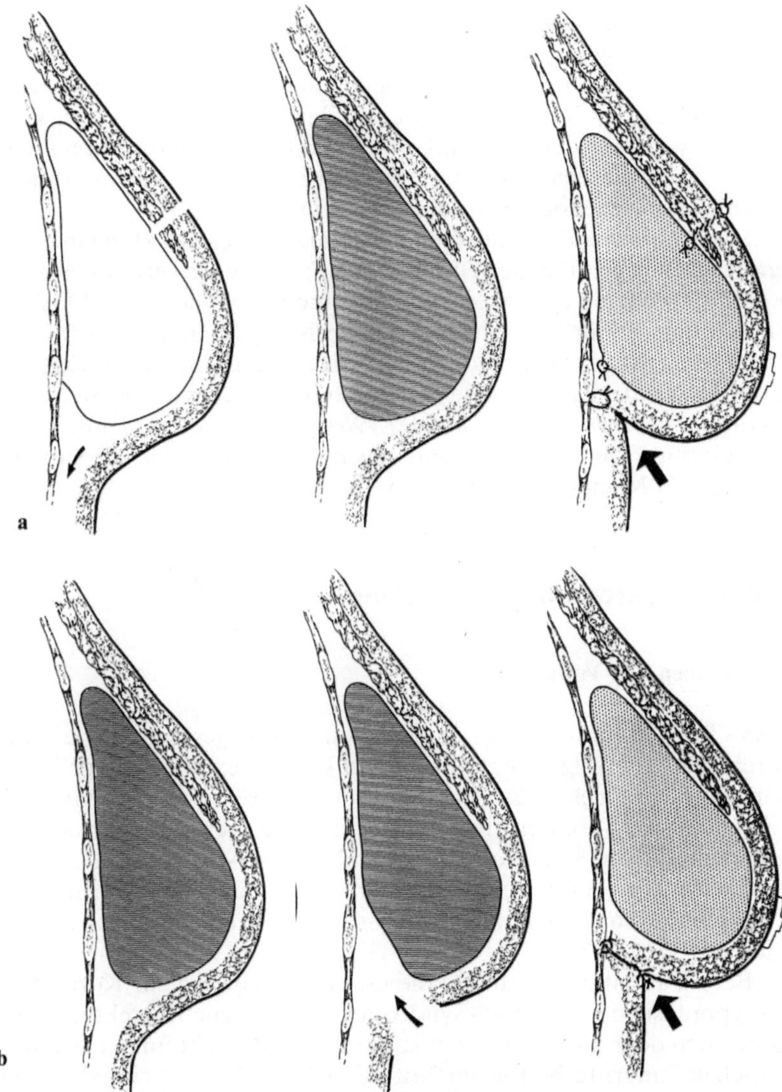

Abb. 7. a Externer Zugang zur Schaffung der Submammarfalte: Eine feste Kapsel umgibt den Expander (*links*). Der Zugang erfolgt über die Mastektomienarbe. Der kaudal der Submammarfalte liegende Anteil der Kapsel wird von der Thoraxwand mobilisiert (*Mitte*). Hierdurch kann die expandierte Haut aus dem Oberbauch nach kranial verschoben und am Rippenperiost fixiert werden (*rechts*). **b.** Interner Zugang: Eine fest Kapsel umgibt den Expander (*links*) Der Zugang erfolgt hier in der Höhe der neuen Submammarfalte. Die Kapsel wird von unten von der Thoraxwand abgehoben (*Mitte*). Der Oberbauchverschiebelappen wird im kranialen Bereich halbmondförmig deepithelialisiert und am Rippenperiost fixiert (*rechts*)

Die kontralaterale Brust

Die kontralaterale Brust ist ein wesentlicher Faktor bei der Brustrekonstruktion.
Das Ziel mit der Rekonstruktion die Gegenseite zu imitieren, kann die größte
Schwierigkeit bei der Auswahl des Rekonstruktionsverfahrens darstellen. Obwohl Symmetrie das ästhetische Endziel ist, wird sie selten erreicht. Diese Un-
gleichheit sollte jedoch nicht auffällig sein.

Die Wahrscheinlichkeit einer Zweitkarzinomentwicklung in der kontralateralen Brust ist gegenüber der Durchschnittsbevölkerung erhöht. Manche Operateure und Onkologen empfehlen deshalb eine prophylaktische Mastektomie. Diese
Empfehlung erhält Gewicht durch bioptisch gesicherte präkanzeröse Läsionen,
einen verdächtigen Mammographiebefund oder eine ausgeprägte familiäre Dis-
position, wie bei Frauen in der Menopause mit einer an einem Mammakarzinom
erkrankten Schwester oder Mutter. Weil die meisten Patientinnen einer zweiten
Mastektomie sehr zurückhaltend gegenüberstehen, stellt die subkutane Mastektomie einen Kompromiß dar.

Behandlungsverlauf und Ergebnisse

Indikationen und Verlauf

1985–1989 führten wir bei 78 Patientinnen insgesamt 81 Gewebeexpansionen
durch; 68mal erfolgte der Einsatz von Gewebeexpandern zur Brustrekonstruktion. Bei 42 von den 62 Krebspatientinnen wurde eine sekundäre Rekonstruktion
vorgenommen; 3mal erfolgte eine beidseitige Gewebeexpansion, einmal wegen
eines beidseitigen Karzinoms nach beidseitiger Ablatio, einmal auf der kontralateralen Seite in Verbindung mit einer subkutanen Mastektomie bei maximalem
Karzinomrisiko und einmal im Rahmen einer beidseitigen subkutanen Mastektomie (vgl. Tabelle 2).

Bei 3 Patientinnen erfolgte die Gewebeexpansion zur Korrektur einer Mam-
mahypoplasie beim Poland-Syndrom und 3mal zur Korrektur weiterer Brustde-
formitäten oder im Rahmen der subkutanen Mastektomie. Die Anzahl der erforderlichen Eingriffe betrug im Mittel $3,02 \pm 1,3$ und beinhaltete die Expanderimplantation, Lappenplastiken, Expanderwechsel (bei Leck), Prothesenwechsel,
Mamillenrekonstruktion und Korrekturoperation.

Tabelle 2. Brustrekonstruktionen bei Mammakarzinompatientinnen (n = 62)

Rekonstruk- tionen	Karzinom- patientinnen	Bestrahlung	Chemotherapie	Myokutanlappen
Primär	42	4	2	1
Sekundär	20	4	2	11
Gesamt	62	8	4	12

Insgesamt 12mal wurde die Expansion mit einem myokutanen Insellappen kombiniert, 11mal mit einem Latissimus-dorsi-Lappen und einmal mit einem transversen unteren Rektus-(TRAM)-Lappen. Bis auf eine Patientin mit einem Latissimuslappen handelte es sich dabei immer um sekundäre Rekonstruktionen; 9mal erfolgten die kombinierten Rekonstruktionen nach voriger Planung; 2mal wurde bei bestrahlten Patientinnen, nachdem sich unter der Expansion die Haut-dehiszenz entwickelt hatte, zusätzlich eine Latissimustransposition durchgeführt und erneut ein Expander eingebracht.

Bei der Patientin mit dem TRAM-Lappen war infolge einer Lappenteilnekro-se das Brustvolumen unzureichend. Unter den überlebenden Anteil des Lappens wurde ein Expander eingebracht. Auch die Rekonstruktion führte damit zu einem zufriedenstellenden Ergebnis.

Seit Anfang 1986 wurde allen Patientinnen mit einem Mammakarzinom eine primäre Brustrekonstruktion angeboten. Ausgeschlossen wurden lediglich extreme Befunde. Dabei verwendeten wir entweder die runden 400- oder 700-cm^3-Ex-pander mit Bodenplatte oder die 800-cm^3-Expander ohne Bodenplatte. Mit zu-nehmender Erfahrung nahm der Anteil der größeren Expander zu. Durch die Möglichkeit, die Silikonexpander auf ein vielfaches des angegebenen Volumens auffüllen zu können, stellt die Wahl der richtigen Expandergröße kein wesentli-ches Problem dar.

Durch die Ausdehnung der Expansion nach kaudal in das Epigastrium und die Bildung einer Submammarfalte durch die modifizierte Verschiebetechnik nach Ryan [22] (Abb. 7) konnten die kosmetischen Ergebnisse wesentlich verbes-sert werden. Die Überexpansion bis auf das Doppelte des gewünschten Endvolu-mens war meist komplikationslos möglich. Bei der Pexie der Submammarfalte traten aber 2 weitere, bisher ungelöste Probleme auf: zunächst sind die Nähte als diskrete Einziehungen der Haut sichtbar. Da resorbierbares Nahtmaterial ver-wendet wurde, verstreichen diese Einziehungen meist nach einigen Wochen. Be-dauerlicherweise kann es aber auch zu einem Verstreichen der Faltenbildung und unter Umständen – bei ausbleibender Kapselbildung – zu einem Tiefertreten der Prothese kommen. Aus diesem Grund haben wir in letzter Zeit überwiegend nichtresorbierbares Nahtmaterial verwendet.

Expansionszeitraum und Injektionsvolumen

Der mittlere Zeitraum zwischen dem Einbringen des Expanders und der definiti-ven Prothese betrug bei unseren Patientinnen 154 ± 84 Tage. Die mittlere Anzahl der Injektionen betrug 10,3 ± 8 mit einem mittleren Einzelinjektionsvolumen von 49,7 cm^3. Mit dem früheren Beginn der Injektionen intra- bzw. unmittelbar post-operativ und einer zunehmend kaudalen Dissektion des Implantatlagers konnten wir die einzelnen Injektionsvolumina erhöhen und die Expansion beschleunigen. Ebenso konnten wir das gesamte Expansionsvolumen mit zunehmender Erfah-rung steigern. Im Mittel lag es bei 512 ± 234 cm^3.

Ward et al. [25] begannen im Mittel erst 23 Tage nach der primären Mamma-rekonstruktion mit dem Auffüllen des Expanders. Im Durchschnitt wurden für die Expansion 65 Tage benötigt. Da diese Autoren aber auf eine längere Pause

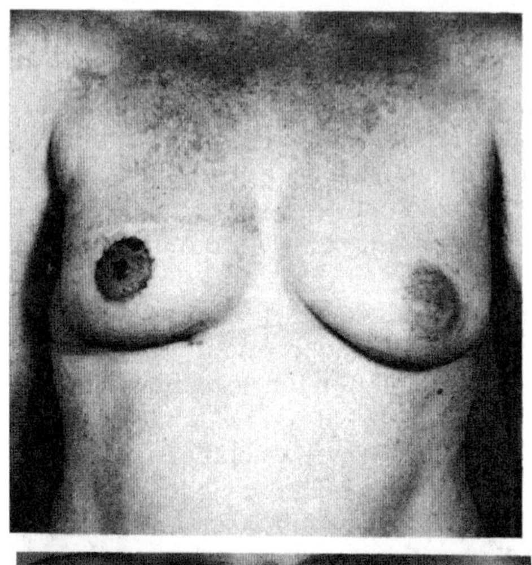

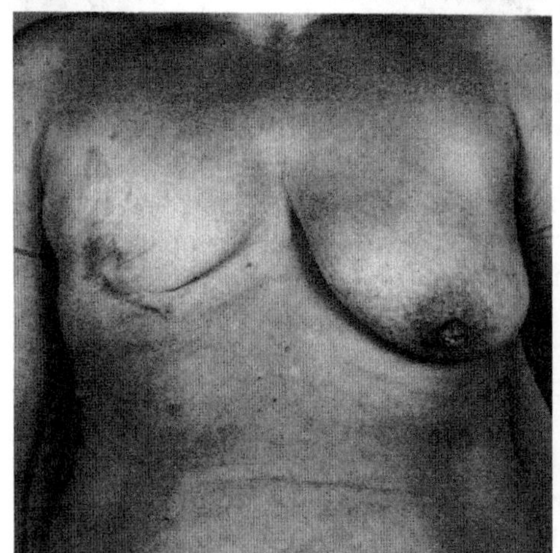

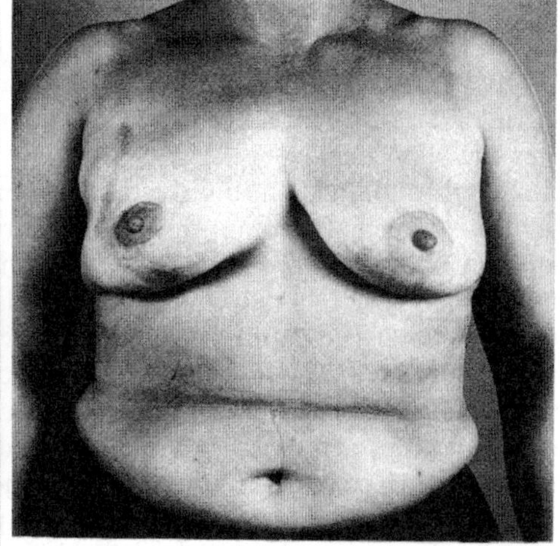

Abb. 8. *Patientin 1* · Frühes Rekonstruktionsergebnis nach abgeschlossener Mamillenrekonstruktion durch „nipple sharing". Gute Symmetrie und Ptose nach zeitweiser Verwendung des Stuttgarter Brustgürtels. Eine kontralaterale Mastopexie war nicht erforderlich

Abb. 9. *Patientin 2* · 12 Jahre nach rechtsseitiger Mastektomie findet sich eine ungünstige Narbe; gleichzeitig liegt eine kontralaterale Hypertrophie vor

Abb. 10. *Patientin 2:* Nach abgeschlossener Rekonstruktion mit definitiver Gelprothese rechts, Mamillenrekonstruktion rechts und Reduktionsplastik links

zwischen Expansionsabschluß und Prothesenwechsel Wert legen, erfolgte dieser Eingriff im Mittel erst nach 5,6 Monaten. Pro Injektion geben Ward et al. ein mittleres Volumen von 100 ml an, einen Wert, der bei uns nur in seltenen Fällen möglich war. Wir beobachteten bei den Gewebeexpansionen eine hohe interindividuelle Variation der Anzahl der erforderlichen Injektionen und des jeweils möglichen Auffüllvolumens. Der Implantatdruck, bei dem die Schmerzgrenze erreicht wurde, war für verschiedene Patientinnen und Körperregionen variabel. Allerdings hatte der intraluminäre Druck bei ein und derselben Patientin eine enge

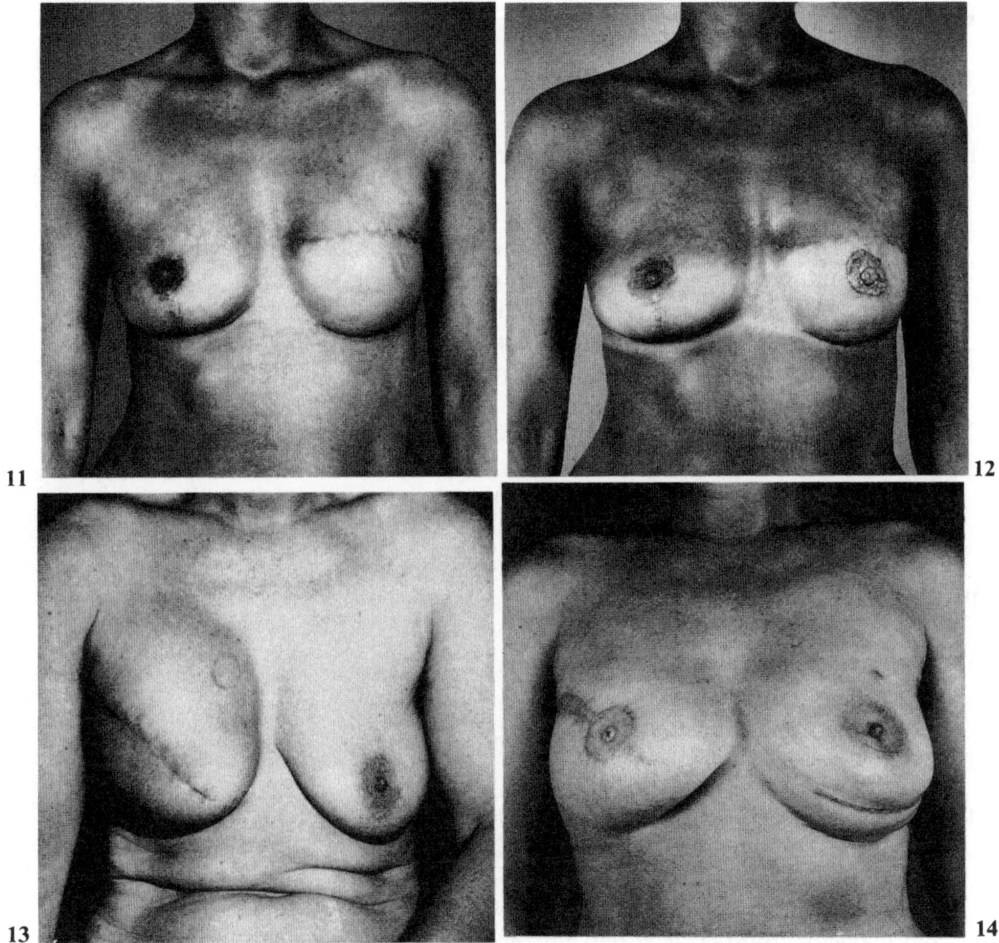

Abb. 11. *Patientin 3*. Wegen eines rechtsseitigen Mammakarzinoms erfolgt eine modifiziert-radikale Mastektomie mit primärer Rekonstruktion

Abb. 12. *Patientin 3*. Frühes Endergebnis 4 Wochen nach Mamillenrekonstruktion; rechts war eine Mastopexie erfolgt

Abb. 13. *Patientin 4* Nach primärer Rekonstruktion und Überexpansion des rechtsseitigen Expanders. Wegen sehr lateralem Tumorsitz verläuft die Narbe schräg

Abb. 14. *Patientin 4* Ein Jahr nach abgeschlossener Rekonstruktion rechts und subkutaner Mastektomie, anschließender submuskulärer Expansion und Prothesenimplantation links Es resultieren beidseits im Vergleich zum präoperativen Befund vergrößerte Brüste. Baker-Stadium I

Korrelation mit dem Erreichen der Schmerzgrenze. Es sind durchaus Expansionsvolumina bis zu 2000 cm^3 möglich (Abb. 6). Die Größe der von und nach Expansion eingebrachten definitiven Gelprothesen reichte von 175 bis 555 cm^3 (Mittelwert 336 cm^3). Mit zunehmender Erfahrung wurden größere Rekonstruktionsvolumina erreicht.

Klinische Beispiele

Sekundäre Rekonstruktionen

1) Bei einer 42jährigen Patientin erfolgte 10 Monate nach modifiziert-radikaler Mastektomie die Implantation eines 700-cm³-Radovan-Expanders, der intraoperativ mit 100 ml gefüllt wurde. Beim Auswechseln gegen eine 320-cm³-Gelprothese nach 4 Monaten enthielt der Expander 450 cm³, was einer Überexpansion um 50% entspricht. Eine kontralaterale Straffung war nicht erforderlich (Abb. 8). Der etwas kraniale Sitz des Brusthügels konnte durch konsequente Selbstmassage und durch den Stuttgarter Brustgürtel völlig ausgeglichen werden. Nach nunmehr 3 Jahren besteht weiterhin eine weiche Brust (Baker-Stadium I).
2) Im Alter von 30 Jahren wurde auswärts bei der Patientin eine modifiziert-radikale Mastektomie durchgeführt (Abb. 9); 12 Jahre nach Ablatio wurde 1985 ein 400-cm³-Expander implantiert. Wegen der ausgeprägten Ptose erfolgte eine kontralaterale Reduktionsplastik (Abb. 10).

Primäre Rekonstruktionen

3) Wegen eines linksseitigen Mammakarzinoms T2 N0 erfolgte bei der 39jährigen Patientin (Abb. 11) eine primäre Rekonstruktion mit einem 400-cm³-Expander, der nach 5 Monaten gegen eine 325-cm³-Doppellumenprothese ausgewechselt wurde. Wegen einer ausgeprägten Ptose erfolgte eine kontralaterale Mastopexie (Abb. 12).
4) Bei 3 weiblichen Verwandten 1. Grades einer Patientin waren bereits Mammakarzinome aufgetreten; 44jährig entwickelte sie einen T1-Tumor, der zu einer rechtsseitigen Mastektomie führte. Es erfolgte eine primäre Expanderimplantation mit sofortiger Injektion von 200 ml Kochsalzlösung. Nach 2½ Monaten war ein Volumen von 640 cm³ erreicht (Abb. 13). Der Expander wurde gegen eine 340-cm³-Gelprothese ausgetauscht. Gleichzeitig erfolgte eine kontralaterale prophylaktische subkutane Mastektomie aufgrund der familiären Belastung. Submuskulär wurde ein 700-cm³-Expander implantiert, der nach Auffüllen mit 480 ml gegen eine 360-cm³-Gelprothese ausgewechselt wurde. Damit war es im Gegensatz zur üblichen subkutanen Mastektomie möglich, ein dem Hautmantel adäquates Implantat submuskulär einzubringen (Abb. 14).

Kombination mit dem Latissimus-dorsi-Insellappen

5) Nach auswärts durchgeführter Mastektomie mit schlechten Weichteilverhältnissen (Abb. 15) wurde bei einer 41jährigen Kettenraucherin ein 400-cm³-Radovan-Expander unter einen Latissimus-dorsi-Insellappen implantiert. Nach komplikationsloser Expansion über 2½ Monate wurde der Expander gegen eine 255-cm³-Gelprothese ausgetauscht und eine kontralaterale Bruststraffung durchgeführt (Abb. 16).

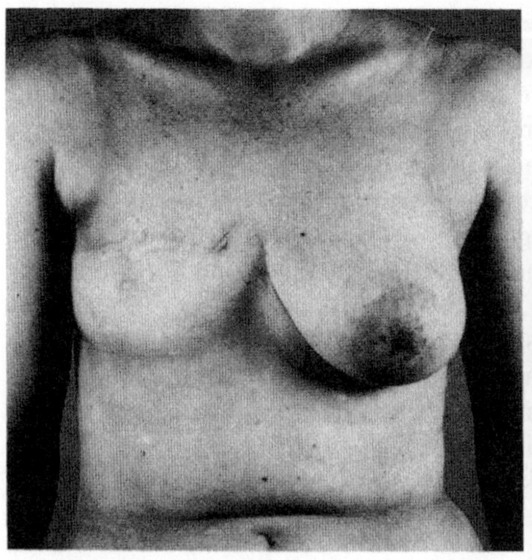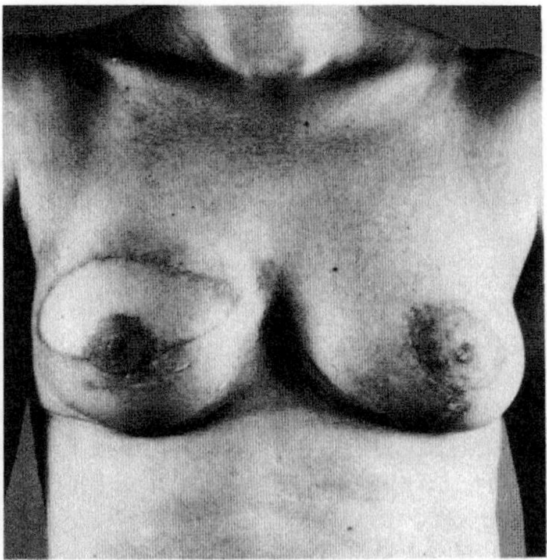

15 16

Abb. 15. *Patientin 5* · Präoperativ besteht bei Zustand nach Mastektomie eine Hyperasthesie der breiten Narbe. Der untere Anteil des M. pectoralis major ist denerviert

Abb. 16. *Patientin 5* · Endergebnis nach Transposition eines Latissimus-dorsi-Insellappens, Gewebeexpansion und kontralateraler Mastopexie

Im Rahmen einer Nachuntersuchung konnten 42 Fragebögen von den 51 Patientinnen mit einer Rekonstruktion nach Operation eines Mammakarzinoms ausgewertet werden. Bei 82,5% war die Rekonstruktion abgeschlossen, bei 17,5% stand die Implantation der endgültigen Prothese oder die Mamillenrekonstruktion noch aus. 78,4% der Befragten waren mit dem Behandlungsergebnis voll oder überwiegend zufrieden. Bei 89,1% entsprach das Endergebnis ihren Erwartungen oder übertraf es sogar.

Nur 7,1% waren mit dem Behandlungsergebnis nicht zufrieden. Patientinnen, die eine primäre Rekonstruktion gewählt hatten, gaben in 77,5% der Fälle an, daß für sie die Diagnose eines Mammakarzinoms durch die Aussicht auf eine sofortige Rekonstruktion einfacher zu ertragen war.

Komplikationen

Bei seiner Serie von 130 Expansionen zur Deckung von Hautdefekten berichtete Radovan [21] über folgende Komplikationen: Hämatome, Infektionen, Implantatexpositionen (insgesamt 5%) und 2 Hautnekrosen, die beide bei bestrahlter Haut auftraten. In der von ihm veröffentlichten Serie von 68 Brustrekonstruktionen traten ebenfalls 2 Hautnekrosen bei bestrahlten Patientinnen auf. Die Infektionsrate bei den Brustrekonstruktionen betrug 7%.

In einer Übersicht über 35 Patientinnen mit 41 Expandern berichten Manders et al. [16] über eine Komplikationsrate von 25%, die sowohl Brustwiederaufbauten als auch andere rekonstruktive Probleme einschlossen. Manders [16] gliedert die Komplikationen in geringgradigere, die den Fortgang der Expansion nicht wesentlich beeinträchtigen, und in schwere Komplikationen. Zu den geringgradigen zählt er Schmerzen, Serome oder Sekretion, Schwierigkeiten bei der Lappenverschiebung und Verbreiterung bestehender Narben. Die Häufung der letztgenannten Komplikation wurde von anderen Autoren nicht berichtet. Insgesamt traten bei Manders [16] 17% geringgradige Komplikationen auf. Zu den schweren Komplikationen rechnet er Infektionen, Expanderexpositionen, Implantatlecks und eine Ischämie der Haut. Die Durchblutung der über dem Expander liegenden Haut oder der durch die Expansion gedehnten Hautlappen kann insbesondere bei Strahlenschäden und an der unteren Extremität beeinträchtigt sein. Bei einer grenzwertigen Durchblutung empfiehlt er, die blutgefäßreiche Periimplantatkapsel nicht zu ausgedehnt zu inzidieren.

Implantatlecks durch Materialfehler konnten zwischenzeitlich fast komplett ausgeschlossen werden. Das Risiko eines Lecks besteht heute vor allem durch eine Punktionsläsion beim Auffüllen.

Bei 300 Brustrekonstruktionen durch eine Gewebeexpansion berichtete Gibney [11] über eine Inzidenz klinisch faßbarer Kapselkontrakturen von nur 5,8%, wobei er allerdings nur eine geringe Überexpansion um 100 bis 200 ml durchführte.

Radovan [20] berichtete bei subkutaner Expanderplazierung über eine Kontrakturrate von nur 12% des Stadiums III nach Baker [3]! Er postulierte bereits die Theorie, daß die Kapselkontrakturrate durch die Expansion gesenkt werden könne. Radovan legte Wert auf die Unterscheidung zwischen Kapselbildung und Kapselkontraktur. Durch das Schaffen eines überdimensionierten Implantatlagers sollte die Kapselkontraktur verhindert werden. Eine endgültige Beurteilung dieser Hypothese steht heute noch aus, wenn auch die kurzen Erfahrungen bisher für eine deutlich gesenkte Kapselkontrakturrate (verglichen mit der einzeitigen Rekonstruktion mit einer Prothese) sprechen. Die Beobachtungszeiträume sind noch zu kurz (Ward et al. 1987), um auszuschließen, daß diese sehr häufige Komplikation nach Gewebeexpansion nicht erst verzögert auftritt.

In der bisher größten Serie berichtet Gibney [11] von einer Expanderexposition in 5,1%, einem Implantatverlust in 4,6%, einem Prothesenleck in 4,5% und einer Infektion in 2,5% der Fälle.

Die von uns beobachtete Komplikationsrate nahm mit zunehmender Erfahrung ab. Bei 65 Patientinnen mit 68 Mammarekonstruktionen traten in 4 Fällen Komplikationen auf, die zu einem Abbruch der Gewebeexpansion führten, so daß das rekonstruktive Ziel nicht abgeschlossen werden konnte (Tabelle 3). Dies entspricht einer Versagerquote von 6%. Die Rate schwerer Komplikationen betrug insgesamt 20,6%.

Bei strahlengeschädigter Haut war das Risiko einer Expanderexposition erhöht. Die histologische Untersuchung ergab, daß Gefäßwandschäden vorlagen. Es handelte sich dabei 2mal um eine Infektion und 2mal um eine Hautdehiszenz; 3mal konnte die Rekonstruktion trotz einer Expanderexposition bzw. Hautnekrose erfolgreich abgeschlossen werden, wobei 1mal eine Latissimus-dorsi-Transposition und 2mal eine Sekundärnaht notwendig waren. Die primäre Rekonstruktion war nicht komplikationsträchtiger als die sekundäre.

Tabelle 3. Schwerwiegende Komplikationen der Mammarekonstruktion (68 Rekonstruktionen bei 65 Patientinnen inkl 4 Patientinnen mit nicht tumorbedingter Rekonstruktion)

Komplikation	n	Entfernung	Bestrahlung	Rekonstruktion abgeschlossen
Expanderleck	4		1	4
Infektion	2	2		1
Nekrose/Exposition	5	2	3	2
Hamatom	3			3
Gesamt	14	4	4	10
[%]	20,6	5,8	5,8	14,7

Bereits Radovan [21] teilte mit, daß eine Expanderexposition nicht unbedingt zu einem Abbruch der Expansion führen muß, wenn diese kurz vor dem Abschluß steht. Routinemäßig wurden bei unseren Patientinnen mikrobiologische Abstriche aus dem Prothesenlager und dem Protheseninhalt bei Expanderentfernung entnommen. Dabei fanden wir 17mal eine Kontamination des Expanderlagers und 8mal positive Keimbefunde im Expanderinhalt, ohne daß dies zu klinischen Symptomen führte. Dies spricht für die Infektresistenz der gefäßreichen Kapsel um den Expander. Im Falle einer Expanderexposition besteht also durchaus eine gute Chance, eine Sekundärnaht anzubringen und nach einiger Zeit die Injektion fortzusetzen. Bei 2 Expanderlecks, die kurz vor Abschluß der Expansion auftraten, konnte die Expansion durch tägliche Injektionen abgeschlossen werden. Zweimal mußte der Expander ausgetauscht werden.

In unserem kurzen Nachbeobachtungszeitraum stellten wir bei keiner der 62 Patientinnen mit einem Mammakarzinom ein lokoregionäres Rezidiv fest. Bei einer Patientin war allerdings schon bei der sekundären Rekonstruktion eine Generalisierung bekannt. Auf ausdrücklichen Wunsch wurde trotzdem eine Rekonstruktion durchgeführt. Die Patientin lebt seit 2½ Jahren in einer Remission. Bei 2 Patientinnen sahen wir bei definitiven Prothesenwechsel eine ausgeprägte Impression der Thoraxwand durch die Druckwirkung des Expanders. Beide Male handelte es sich um Patientinnen, bei denen erst spät nach der Expanderimplantation mit dem Auffüllen begonnen worden war und danach die Expansion nur in kleinen Intervallen vonstatten ging. Bei einer der beiden Frauen wurde die Thoraxdeformität computertomographisch dokumentiert. Eine dicke Kapsel um den Expander und die subpektorale Plazierung machten offensichtlich so hohe Drükke nötig, daß es zu einer Thoraxwandimpression kam. Wenn die Expansion früher, vor Bildung einer resistenten Periimplantatkapsel, begonnen worden wäre, hätte die Expansion rascher und leichter vor sich gehen können.

Besonders bei osteoporotischen Frauen in der Menopause dürfte diese Komplikation nicht allzu selten sein, wobei die klinische Wertigkeit offen bleibt. Bei restriktiven Ventilationsstörungen sollte dies aber in Betracht gezogen werden.

Hämatome

Primäre postoperative Hämatome im Prothesenlager sind nicht selten [16]. Die wichtigste Maßnahme gegen Hämatombildungen ist eine extrem sorgfältige Blutstillung. Durch das sofortige intraoperative Auffüllen des Expanders dürfte eine gewisse Kompressionswirkung erreicht werden. Da das Prothensenlager mit dem Ventillager kommuniziert, kann von hier aus in manchen Fällen ein Hämatom oder Serom abpunktiert werden.

Wir beobachteten insgesamt 3 Hämatome bei Brustrekonstruktionen mit dem Expander. Einmal handelte es sich um eine Frau unter Marcumarbehandlung. Bei allen 3 Patientinnen – und nur bei diesen – entwickelte sich eine Kapselkontraktur mit Baker-Stadium II–III.

Diskussion

Die primäre Implantation einer übergroßen Gelprothese zur Imitation der kontralateralen Brust kann zu einer exzessiven Spannung auf Muskel und Haut führen. Die daraus resultierende Ischämie des Integuments wird unter anderem als Ursache für die Entstehung einer indurierten, unnatürlichen Brust angesehen [25]. Eine schrittweise Expansion ist dagegen weit atraumatischer. Die Gewebeexpansion bietet die Möglichkeit, graduell einen adäquaten Weichteilmantel aufzubauen. Dadurch ist es möglich geworden, große Brüste mit normaler Ptose und Submammarfalte unter Verwendung der efizitären lokalen Haut zu rekonstruieren. Dieses Ziel wurde durch Modifikationen der Operationstechnik erreicht. Durch eine submuskuläre und subfasziale Implantation, die sich bis in den Oberbauch erstreckt, wird zusätzlich epigastrische Haut verfügbar gemacht. Die Projektion des Brusthügels wird durch eine Überexpansion um 50 bis 100% des gewünschten Endvolumens erreicht. Die Verwendung lokalen Gewebes macht die Übereinstimmung mit den lokalen Gegebenheiten bezüglich Hauttextur und -farbe optimal. Ein Hebedefekt, wie bei Lappenplastiken, tritt nicht auf. Trotzdem ist die Technik nur scheinbar einfach.

Nur bei sorgfältiger Planung der Behandlungsschritte und letztlich großer Erfahrung kann ein gutes kosmetisches Ergebnis erreicht und die Komplikationsrate gesenkt werden.

Eine Frau mit der Diagnose Mammakarzinom ist doppelt belastet: Zu der existentiellen Bedrohung durch das Malignom kommt die psychische Beeinträchtigung der Verstümmelung. Durch das Angebot der primären Rekonstruktion kann die psychisch bedingte Morbidität verringert werden, ohne daß die onkologische Sicherheit beeinträchtigt wird [10]. T1-Tumoren benötigen keine Nachbestrahlung. Fortgeschrittene Tumoren sind rekonstruierbar ohne Rücksicht auf Radiatio oder Chemotherapie. Der Expander interferiert nicht mit einer adjuvanten Chemotherapie oder Bestrahlung und maskiert durch die submuskuläre Plazierung kein Lokalrezidiv.

Die Komplikationsrate in unserem Patientengut lag bei 20%, wobei in nur 6% der Fälle das rekonstruktive Zeil nicht erreicht werden konnte. Mit zunehmender Erfahrung wurde die Komplikationsrate gesenkt und die kosmetischen Ergebnisse verbessert. Nach anfänglicher Euphorie wird immer deutlicher, daß die kosmetischen und funktionellen Ergebnisse nach brusterhaltender Therapie hinter den Erwartungen zurückbleiben. Die primäre Rekonstruktion mit dem Gewebeexpander stellt demgegenüber eine kosmetisch und onkologisch zumindest gleichwertige Alternative dar.

Literatur

1 Austad ED, Rose GL (1982) The self-inflating tissue expander. Plast Reconstr Surg 70:588
2 Austad ED, Thomas SB, Pasyk K (1986) Tissue expansion: divedend or loan? Plast Reconstr Surg 78:63
3 Baker JL (1979) Augmentation mammaplasty In: Grabb WC, Smith JW (eds) Plastic surgery, 3 rd edn. Little-Brown, Boston, p 7
4 Becker H (1984) Breast reconstruction using inflatable breast implant with detachable reservoir. Plast Reconstr Surg 73.678
5 Becker H, Cohen IK, Scheflan M (1982) Breast reconstruction after modified mastectomy South Med J 75:1335
6 Becker H (1987) The permanent tissue expander. Clin Plast Surg 14:519
7 Cohen IK, Turner D (1987) Immediate breast reconstruction with tissue expanders. Clin Plast Surg 14 491
8 Czerny V (1895) Plastischer Ersatz der Brustdruse durch ein Lipom Verh Dtsch Ges Chir 24·216
9 Cronin TD, Gerow FJ (1963) Augmentation mammaplasty: A new „natural feel“ prosthesis. Transactions of the Third International Congress on Plastic Surgery Experta Medica Foundation, Amsterdam, p 41
10 Georgiade GS, Riefkohl R, Cox E, McCarthy KS, Siegler HF, Georgiade NG, Snowhite JC (1985) Long-term clinical outcome of immediate reconstruction after mastectomy. Plast Reconstr Surg 76:415
11 Gibney J (1987) The long-term results of tissue expansion for breast reconstruction. Clin Plast Surg 14:509
12. Hallock GG (1987) Maximum overinflation of tissue expanders Plast Reconstr Surg 80:567
13. Jaeger K, Stark GB, Giebel GD (1988) Drei Jahre Sofortrekonstruktion mit dem Gewebeexpander. Acta Chir Austriaca 20:291
14. Lettermann GS, Schurter M (1955) Total mammary gland excision with immediate breast reconstruction. Am Surg 21:835
15. Lewis JR (1979) Use of a sliding flap from the abdomen to provide cover in breast reconstruction. Plast Reconstr Surg 64:491
16. Manders EK, Schenden MJ, Furrey JA, Hetzler PT, Davis TS, Graham WP (1984) Soft-tissue expansion: concepts and complications. Plast Reconstr Surg 74:493
17. Neumann CG (1957) The expansion of an area of skin by progressive distension of a subcutaneous balloon. Plast Reconstr Surg 19:124
18. Radovan C (1976) Adjacent flap development using expandable Silastic implant. 45th Annual Meeting of the American Society of Plastic and Reconstructive Surgery. Boston, 30.9.1976
19. Radovan C (1987) Reconstruction of the breast after radical mastectomy using the temporary expander. Plast Surg Forum 1:41
20 Radovan C (1982) Breast reconstruction after mastectomy using the temporary expander. Plast Reconstr Surg 69.195
21. Radovan C (1984) Tissue expansion in soft tissue reconstruction. Plast Reconstr Surg 74 482
22. Ryan JJ (1982) A lower thoracic advancement flap in breast reconstruction after mastectomy. Plast Reconstr Surg 70:153
23. Snyderman RK, Guthrie R (1971) Reconstruction of the female breast following breast radical mastectomy. Plast Reconstr Surg 47:565
24 Stark GB, Hong C, Futrell JW (1987) Rapid elongation of arteries and veins in rats with a tissue expander. Plast Reconstr Surg 80:570

Ist der Brustwiederaufbau
mit dem Gewebeexpander eine Konkurrenzmethode
zur Oberbauchverschiebeplastik?

H.-J. LAMPE, J. NIEVERGELT, K. EXNER und G. LEMPERLE

Das Verfahren zur Wiederherstellung der weiblichen Brust muß unkompliziert sein, die Patientin wenig belasten und als Routinemethode oft benutzt werden.

Seit Juli 1983 ist der Hautexpander in Konkurrenz bis zur dahin führenden Oberbauchverschiebeplastik getreten. Die daraus resultierenden Veränderungen seien vorweggenommen: Der Hautexpander ist die Methode der Wahl beim primären Wiederaufbau nach Mastektomie, die Oberbauchverschiebeplastik wird bei geeigneten Patientinnen sekundär, d. h. nach einem beliebigen Zeitintervall nach Mastektomie zur Rekonstruktion genutzt.

Radovan [3] berichtete 1982 über 68 Patientinnen, die er mit dem Hautexpander einem *sekundären* Brustwiederaufbau unterzogen hatte, d. h. ihre Mastektomie lag zwischen 2 und 27 Jahren zurück. 1983 gab Argenta [1] die subserratopektorale Tasche an, die sich überall durchgesetzt hat.

Wir berichten über 39 Monate, in denen 229 Wiederaufbauten mit dem Skinexpander und der Oberbauchverschiebeplastik durchgeführt wurden. Der Skinexpander begann sich scheinbar als Routinemethode durchzusetzen, wenn nicht gar die Oberbauchverschiebeplastik abzulösen:

Übersicht

Juli 1983 – September 1986 (39 Monate)
Wiederaufbau insgesamt: 229
davon
    Oberbauchverschiebeplastik
    (immer sekundär):   93
    Skinexpander primär: 41
    Skinexpander sekundär: 95
nicht aufgenommen:
subkutane Austauschmastektomie, hautschonende Mastektomie mit sofortigem Implantat, alle Lappenplastiken.

Betrachten wir die zeitliche Reihenfolge (vgl. Tabelle 1), so wurde der Skinexpander in den ersten 19 Monaten bis Januar 1985 zum sekundären Wiederaufbau nach Mastektomie 73mal, die Oberbauchverschiebeplastik nur 35mal benutzt.

In den dann folgenden 20 Monaten wurde der Skinexpander sekundär nur noch 22mal eingesetzt, die Oberbauchverschiebeplastik aber 58mal, und 38mal wurde der Skinexpander *primär* zum Wiederaufbau nach Ablatio implantiert. Wie war es zu diesen Veränderungen gekommen?

Tabelle 1. Einsatzzeiten

Wiederaufbau	7/83–1/85 (19 Monate)	2/85–9/86 (20 Monate)	Gesamt (39 Monate)
Oberbauchverschiebeplastik	35	58	93
Skinexpander primär	3	38	41
Skinexpander sekundar	73	22	95
Gesamt	111	118	229

Zur Oberbauchverschiebeplastik

Unsere bewährte Methode der Oberbauchverschiebeplastik erlaubt es, in einer Operation eine große Implantattasche und eine exakte Inframammarfalte zu bilden. Präoperativ wird mit Hilfe eines Büstenhalters die Implantatgröße bestimmt. Dann wird zu Beginn der Operation die querverlaufende Narbe exzidiert, die Bauchhaut bis zum Beckenkamm mobilisiert. Die medialen Äste der Aa. perforantes aus der A. epigastrica superior sollen geschont werden. Ertastet man den Bauchnabel und den Beckenkamm, ist die Mobilisation beendet. Die neue Inframammarfalte wird entlang der 6. Rippe mit 6–10 Seideeinzelknopfnähten der Stärke 0 fixiert. Die Naht faßt das Periost der Rippe und die Cutis, ohne hier die Haut zu perforieren.

Grundsätzlich ist jede Patientin mit einer Stewart-Narbe für die Oberbauchverschiebeplastik geeignet, wenn sie nicht nachbestrahlt worden ist und eine ausreichende subkutane Fettschicht besitzt, die das präpektoral plazierte Implantat schützt, das den natürlichen Sitz der Brustdrüse imitieren soll.
Von unseren 93 Patientinnen waren nur 27 nachbestrahlt. Die submuskuläre Implantation wurde deswegen auch nur 31mal gewählt:

Oberbauchverschiebeplastik (n = 93)
- subpektoral: 31
- präpektoral: 62
nachbestrahlt: 27
nicht nachbestrahlt: 66

Hautexpander

Zu Beginn setzten wir den Hautexpander präpektoral auf die Höhe der Inframammarfalte der Gegenseite. Der Expander wanderte nach oben und präformierte die Implantathöhle zu weit kranial. Nach dieser Erfahrung implantierten wir ihn 2–3 Querfinger breit unter die Inframammarfalte der Gegenseite. Beim Austausch wurde die Kapsel nach unten geöffnet und die Inframammarlinie mit einzelnen Seideeinzelknopfnähten markiert, um so einen korrekten Sitz im Vergleich zur Gegenseite zu erreichen.
Außerdem veränderte sich die Indikation und damit auch die Technik (vgl. Tabelle 2). Da von den 73 Patientinnen, die wir in den ersten 19 Monaten mit dem

Tabelle 2. Sekundärer Wiederaufbau

Skinexpander	(93)	Komplikationen	
Bestrahlt	(31)	Wunddehiszenz·	4
		Hautnekrose:	1
		Infektion:	2
Nicht bestrahlt	(64)	Wunddehiszenz:	3
		Infektion:	1

Tabelle 3. Primärer Wiederaufbau

Skinexpander	(41)	Komplikationen	
		Wunddehiszenz·	1
		Infektion:	1

Skinexpander versorgten, ein großer Teil auch für die Oberbauchverschiebeplastik geeignet gewesen wäre, kehrten wir beim sekundären Wiederaufbau zu unserer Standardmethode zurück. In den letzten 20 Monaten setzten wir den Skinexpander deswegen fast ausschließlich beim sofortigen Wiederaufbau ein. Voraussetzung dafür ist die subserratopektorale Tasche, die die oft nur sehr dünne Haut über dem Implantat nun besser schützt.

Die Komplikationsrate bei allen Hautexpandern von Kopf bis Fuß lag am Anfang bei uns bei 24%. Sie sank dann, weil die Expander technisch verbessert wurden und beträgt jetzt alles in allem 13% (vgl. Tabelle 3). Schwere Komplikationen liegen jetzt, bestrahlte und nicht bestrahlte Thoraxwände zusammengenommen, bei ca. 9%. Dabei ist der primäre Wiederaufbau mit dem Skinexpander am komplikationslosesten.

Tendenz

Der Hautexpander ist ideal für den primären Wiederaufbau, wenn ein Mammakarzinom die Resektion einer großen Hautspindel über dem Tumor erfordert. Die Oberbauchverschiebeplastik wird ihren Platz als Routinemethode beim sekundären Brustwiederaufbau behalten. Es wird immer wieder Patientinnen geben, bei denen beide Methoden zum gleichen Ergebnis führen.

Literatur

1. Argenta LC, Marks MW, Grabb WC (1983) Selective use serial skin expansion in breast reconstruction. Ann Plast Surg 11:188
2. Lampe HJ, Lemperle G, Exner K (1985) Der Hautexpander: Technik und Klinik. Chirurg 56:773
3. Radovan C (1982) Breast reconstruction after mastectomy using the temporary expander. Plast Reconstr Surg 69:195

Der Latissimus-dorsi-Insellappen zur Rekonstruktion nach Ablatio mammae

G. D. Giebel und G. B. Stark

Lang und dicht behaarte Tiere haben ein vom Muskel durch den Panniculus carnosus getrenntes Fell. Muskulokutane Gefäße fehlen. Die spärlich behaarte Schweinehaut wird von aus den Muskeln kommenden muskulokutanen Gefäßen ernährt. Beim Menschen ist entwicklungsgeschichtlich der Paniculus carnosus zur Scarpa-Faszie verkümmert. Diese Faszie wird von den muskulokutanen Gefäßen durchbrochen.

Die Voraussetzungen für den myokutanen Transfer wurden aus Untersuchungen an Leichen geschaffen. Spalteholz [14] konnte vor über 100 Jahren nachweisen, daß Skelettmuskeln von einer oder mehreren Arterien axial oder segmental versorgt werden. Nach Erreichen des Muskels zweigen die Arterien sich in ein Netzwerk auf, bis sie sich in parallel zu den Muskelfasern verlaufende Kapillaren aufspalten.

So läßt sich die arterielle Versorgung in 3 Typen unterteilen:
1) segmentaler Typ: Ohne Hauptast werden die Muskeln von multiplen segmentalen Arterien versorgt. Als Beispiel läßt sich der M. sartorius anführen.
2) geteilter Typ: Mehrköpfige Muskeln werden über die Muskelursprünge versorgt. Die Arterien variieren mit Anzahl und Lokalisation der Muskelursprünge. Beispiel für den geteilten Typ ist der M. gastrocnemius.
3) axialer Typ: Eine Arterie versorgt den Muskel in seiner Gesamtheit. Beispiel par excellence hierfür ist der M. latissimus dorsi (Abb. 1).

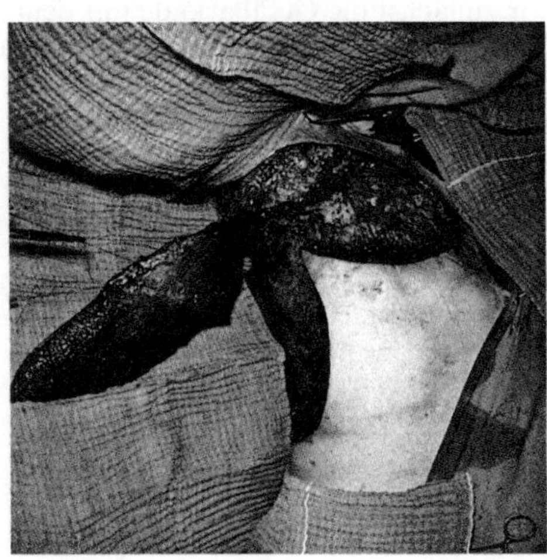

Abb. 1 Gehobener Latissimuslappen, der nur noch an einer Ver- bzw. Entsorgung über die A. thoracodorsalis hängt

Anatomie

Der embryologisch aus gemeinsamer Abstammung mit dem M. teres major entstehende M. latissimus dorsi ist ein großer, flächiger zur oberen Extremität gehörender Muskel, der unter allen Skelettmuskeln des Menschen die größte Oberfläche aufweist. Er entspringt über die Fascia lumbodorsalis von den Dornfortsätzen der unteren Brustwirbelsäule, allen Lendenwirbeln und vom hinteren Darmbeinkamm.

Seinen Ansatz findet er über eine Sehne am Tuberculum minus humeri. Der Ramus thoracodorsalis des N. subscapularis aus C 6 – C 8 innerviert den Muskel und begleitet die aus der A. axillaris über die A. subscapularis entstehende A. thoracodorsalis, die mit ein oder zwei Begleitvenen und dem Nerv als Gefäßnervenbündel die Unterfläche des M. latissimus dorsi 10 cm vom Ansatz entfernt erreicht. Innerhalb des Muskels teilt sich die A. thoracodorsalis in einen medialen und einen lateralen, parallel zur Muskelfaser verlaufenden Ast, wobei der laterale Ast, 4 cm vom axillären Rand verlaufend, meist der kräftigere ist. Eine akzessorische Blutversorgung erhält der Latissimus aus den Interkostalarterien Th 7, 9 und 11, sowie den beiden Aa. circumflexae humeri.

Die Randarkade gibt 1 – 3 Äste zum M. serratus sowie zum M. teres major et minor ab. Kräftigere Arterienäste ziehen durch die mit dem Muskel verwobene Faszie zur Haut. Proximal sind die Perforantes zahlreicher als distal, aber auch distal sind sie noch so häufig, daß sie einen breiten muskelfreien Hautsaum als „random pattern flap" erlauben.

Der Latissimusschwenklappen hat den Vorteil einer flächigen Gestalt; damit ist er plastisch gut formbar und eines relativ konstanten Gefäßstiels, der axial als Randarkade den Muskel versorgt. Daß es hiervon Ausnahmen gibt, mußten wir leidvoll erfahren: Bei einem geplanten Latissimusschwenklappen zum Auffüllen einer Thorakoplastik wurde der Muskel durch ein kräftiges Gefäßbündel aus dem M. serratus versorgt. Da die Gefäße durchtrennt waren und sich keine Randarkade fand, waren wir zum 38. freien Latissimustransfer gezwungen. Seitdem stellen wir zunächst die Gefäßarkade mit dem Doppler-Gerät dar. Bleiben präoperativ Zweifel über die Durchblutung des Muskels, die Doppler-sonographisch nicht ausgeräumt werden können, führen wir die Angiographie der A. subscapularis durch.

Funktion und Funktionsverlust

Obwohl es sich um einen großen, funktionell wichtigen Muskel für die Schulterbeweglichkeit handelt, ist sein Ausfall weitgehend durch andere Muskeln zu kompensieren (nach [7]):

Funktion des M. latissimus dorsi und seiner Ersatzmuskulatur

Schulterbeweglichkeit:
mediale Rotation: M. Latissimus dorsi
                     M. Pectoralis major
                     M. Teres major
                     M. Subscapularis

„Fracktaschengriff":　　　Latissimus dorsi
　　　　　　　　　　　　　Teres major
　　　　　　　　　　　　　Deltoideus

Adduktion:　　　　　　　　Latissimus dorsi
　　　　　　　　　　　　　Pectoralis major
　　　　　　　　　　　　　Coracobrachialis
　　　　　　　　　　　　　Teres major
　　　　　　　　　　　　　Teres minor

senkt den erhobenen Arm:　Latissimus dorsi
　　　　　　　　　　　　　Pectoralis major
　　　　　　　　　　　　　Teres major

Atemhilfsmuskulatur:　　　Latissimus dorsi
　　　　　　　　　　　　　alle Brustwandmuskeln

Nach Aussage eines Kollegen, der früher Turner war, waren nach freiem Latissimus dorsi Transfer alle Übungen am Reck außer der Riesenwelle möglich [7].

Wird mit gestreckten Armen kräftig gegen eine Wand gedrückt, so steht die Schulter mit dem fehlenden Latissimus etwas höher.

Der innenrotierte Arm kann ohne M. latissimus dorsi nicht mehr kräftig nach hinten und medial geführt werden. Oft ziehen sich die Patienten am Tag nach Latissimustransfer mit dem Arm der Entnahmestelle aber schon wieder am Bettgalgen hoch.

Geschichte des Latissimusinsellappens

Tansini [15] beschrieb 1906 die Deckung eines Thoraxwanddefekts mittels eines myokutanen Schwenklappens unter Mitnahme des M. latissimus dorsi. Hutchins [6] hoffte 1939 nach radikaler Mastektomie durch ihn dem Lymphödem zu begegnen. Diese Vorgehensweise geriet in Vergessenheit bis 1976, als Olivari [10] die Tansini-Technik erneut beschrieb – zur Behandlung von Strahlenulzera der weiblichen Brust und von Lokalrezidiven. Ein Jahr später gaben Mühlbauer u. Olbrisch [9] den Latissimusschwenklappen zum Brustaufbau nach Mastektomie an. Diese Technik wurde durch Bostwick [3, 4] perfektioniert.

Indikation

Die Durchblutung des Latissimuslappens ist sehr robust, so daß es praktisch nie zu Nekrosen kommt. Lappenrandnekrosen treten zwischen 0 % [8] und 8 % [12] auf. Bei uns sahen wir die Randnekrose in knapp 5 % der Fälle. Durch seinen langen und kräftigen Gefäßstiel sowie seine flächige Gestalt erreicht er geschwenkt das Brust- und Schlüsselbein, aber auch die Submammarfalte. Durch ihn lassen sich also die bei der radikalen Mastektomie hervorgerufenen Konturdefekte korrigieren: Auffüllen der Infraklavikulargrube, Wiederherstellung der vorderen Axillarfalte.

Ideale Indikation für den Latissimusinsellappen besteht bei einer Radionekrose. Hier führt das Einbringen des Lappens mit seiner kräftigen Blutversorgung oft zur Kapillarisierung der verbliebenen Haut und damit zur Besserung der Strahlenschäden [5, 8].

Kommt es bei anderen Rekonstruktionsverfahren zu Komplikationen – drohende Perforation von Prothesen, ausgedehnte Nekrosen nach TRAM-Flap – so ist der Latissimus-dorsi-Lappen das Verfahren der Wahl.

Nicht möglich ist er nach vorheriger Thorakotomie mit Durchtrennung der A. thoracodorsalis oder wenn bei sekundärer Rekonstruktion der Voroperateur bei der Achselausräumung die Stielgefäße verletzt hat.

Ein weiterer Nachteil dieses Verfahrens ist die lange Operationsdauer, wenn sie auch bei zunehmender Übung meist unter 2 h liegt. Auf die intraoperative Umlagerung kann bei exakter Lagerung verzichtet werden, wenn die Achsel den höchsten Punkt bildet und der Operationstisch um die Längsachse drehbar ist. Die unterschiedliche Textur der Rückenhaut und der Brusthaut kann nicht kaschiert werden.

Präoperativ

Zunächst muß die Funktionsfähigkeit des breiten Rückenmuskels geprüft werden. Hierzu läßt man die Patientin die Hände kräftig gegeneinander pressen, wobei der Muskel besonders am lateralen Rand sichtbar wird, ebenso wie bei der Adduktion des seitlich erhobenen Arms gegen Widerstand. Die Durchblutung des Muskels läßt sich ohne Aufwand mit dem Doppler-Gerät prüfen.

Bleiben danach Zweifel an der axialen Versorgung des Muskels aus der A. thoracodorsalis, führen wir eine Angiographie der A. subscapularis durch, um eine aus dem M. serratus kommende Versorgung zu erkennen.

Präoperativ sollte die Inframammarlinie angezeichnet werden. Die Hautspindel am Rücken soll in der Regel so angezeichnet werden, daß sie einen rechten Winkel zur Narbe oder Wunde an der vorderen Thoraxwand bildet und nach Möglichkeit eine horizontale Narbe am Rücken hinterläßt, damit die Patientin sie unter dem BH tragen kann (Abb. 2). Die Schrumpfung des Muskels innerhalb von 6 Monaten postoperativ auf ca. knapp die Hälfte des Ausgangsvolumens muß in die Überlegung miteinbezogen werden [8] und macht meist eine Protheseneinbringung notwendig. Um das Volumen weiter zu vergrößern, haben wir in 9 Fällen den Latissimus mit einem Expander gedehnt, um Symmetrie zu erreichen (Abb. 3). Bei der Planung muß eine Reduktionsplastik der Gegenseite in die Überlegungen miteinbezogen werden.

Um eine große, spannungsfreie Tasche zur Prothesenaufnahme zu schaffen, muß nahezu der gesamte Muskel gehoben werden. Hier muß die Hautinsel so gewählt werden, daß kranial und kaudal Muskulatur zur Verfügung steht. Die Inframammarfalte der rekonstruierten Brust sollte etwas tiefer gewählt werden, da eine Kapselfibrose zur Kranialverlagerung der Prothese führt. Die besten

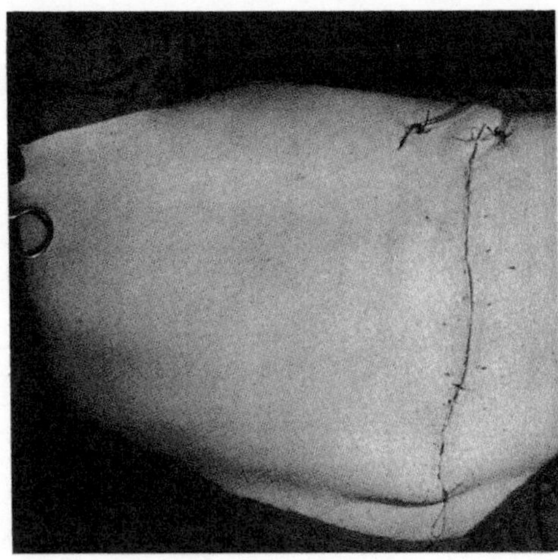 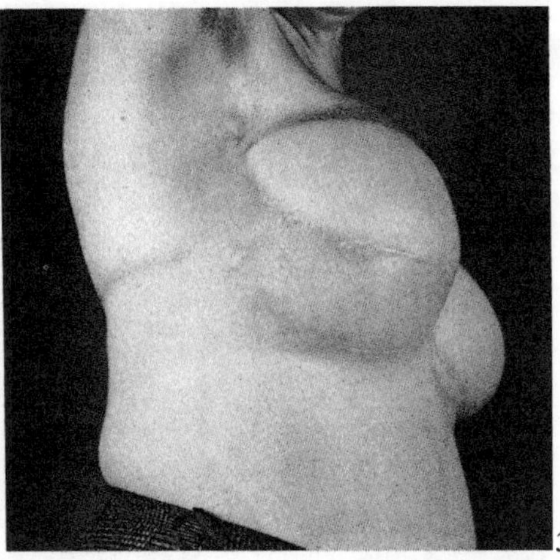

Abb. 2. Verschluß des Hebedefektes: er sollte eıne Narbe hinterlassen, dıe unter dem BH getragen werden kann

Abb. 3. Der Latıssımuslappen ıst mit eıner Expanderprothese kombınıerbar

Ergebnisse sind bei einer kleinen Brust zu erwarten, da die Differenz aus Ptose der gesunden Brust und Kapselfibrose der rekonstruierten Brust am kleinsten ist.

Operation

Nachdem am Abend vor der Operation die zukünftige Submammarfalte an der stehenden Patientin angezeichnet wurde, ebenso eine ca. 8 · 16 cm große Hautspindel im Bereich des Latissimus, die so gewählt wurde, daß sich der Entnahmedefekt horizontal verschließen läßt, wird die Patientin mit obenliegender Achsel und vorgeneigtem Arm auf dem Operationstisch gelagert. Das weitere Vorgehen kann mit ein oder zwei Teams stattfinden: ggf. Umschneiden des pektoralen Radioderms; Umschneiden der Hautinsel am Rücken, anschließend vordere Dissektion des Muskels, kraniale Präparation des Muskels, der nun bis in die Achsel zum sehnigen Ansatz dargestellt wird. Nach Präparation kaudal wird der Muskel abgesetzt. Ist der Muskel noch nicht ausreichend mobil, so wird nun der Ansatz am Humerus ebenfalls abgetrennt, so daß der gesamte Muskel ausschließlich am Nervengefäßbündel hängt.

Nun läßt sich der myokutane Schwenklappen nach Untertunneln der Haut des lateralen Thorax leicht nach pektoral schwenken. Nach der Umschneidung der Hautinsel erfolgt die weitere Präparation weitgehend mit der Diathermie, um möglichst blutarm zu operieren. Gefäße aus den Interkostalarterien sowie aus den Lumbalarterien werden ebenso nach Unterbindung durchtrennt wie die Gefäße vom oder zum Serratus. Die Darstellung des Gefäßnervenbündels ist nicht in allen Fällen notwendig.

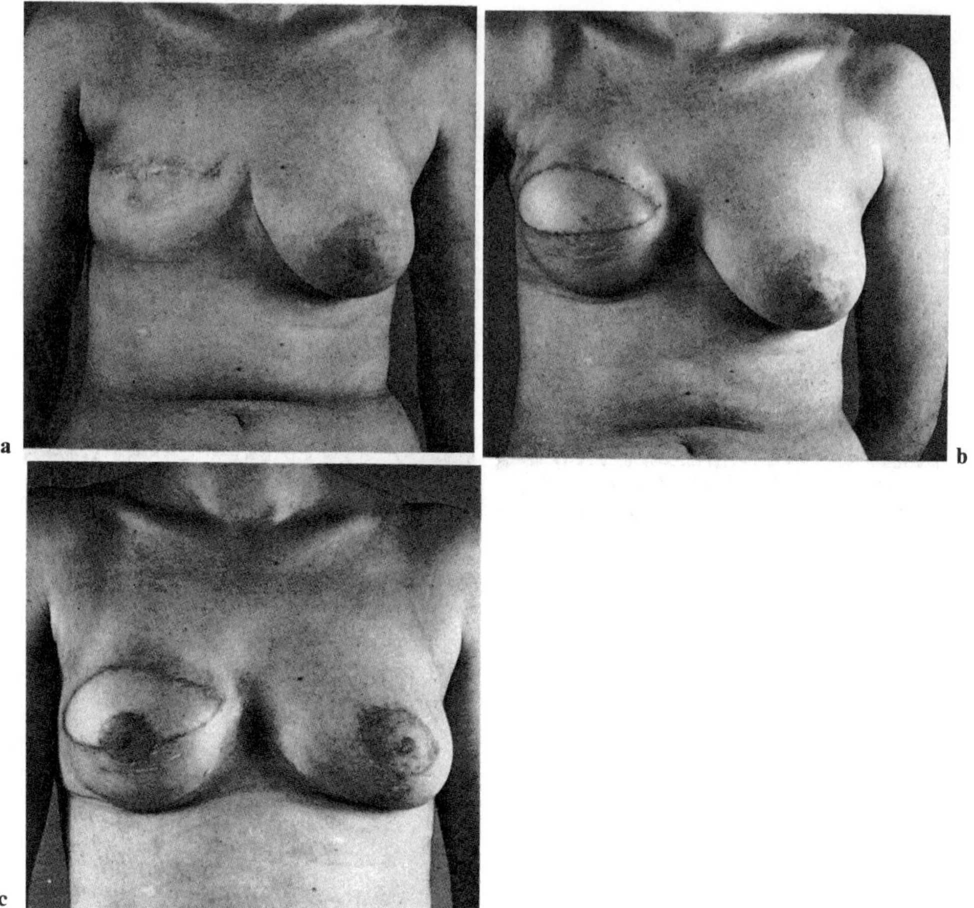

Abb. 4 a–c. Sekundäre Rekonstruktion: **a** Ausgangssituation, **b** nach Latissimustransfer, **c** nach Mamillenrekonstruktion und Reduktionsplastik der Gegenseite

Bei der sekundären Rekonstruktion wird nun die Mastektomienarbe exzidiert, und zwar so, daß eine Prothesentasche entsteht. Zunächst erfolgt das Positionieren der Hautinsel und dann die Adaptation des Muskels durch resorbierbare Fäden nach Einbringen einer entsprechend großen Prothese. Die Hautinsel wird ebenso intrakutan eingenäht wie der Hebedefekt verschlossen wird. Früher beobachteten wir in der großen dorsalen Wundhöhle trotz Drainagen häufig Serome; seitdem wir in die Wundhöhle Fibrinkleber einbringen, kommt diese Komplikation selten vor (Abb. 4 a–c, 5 a–c).

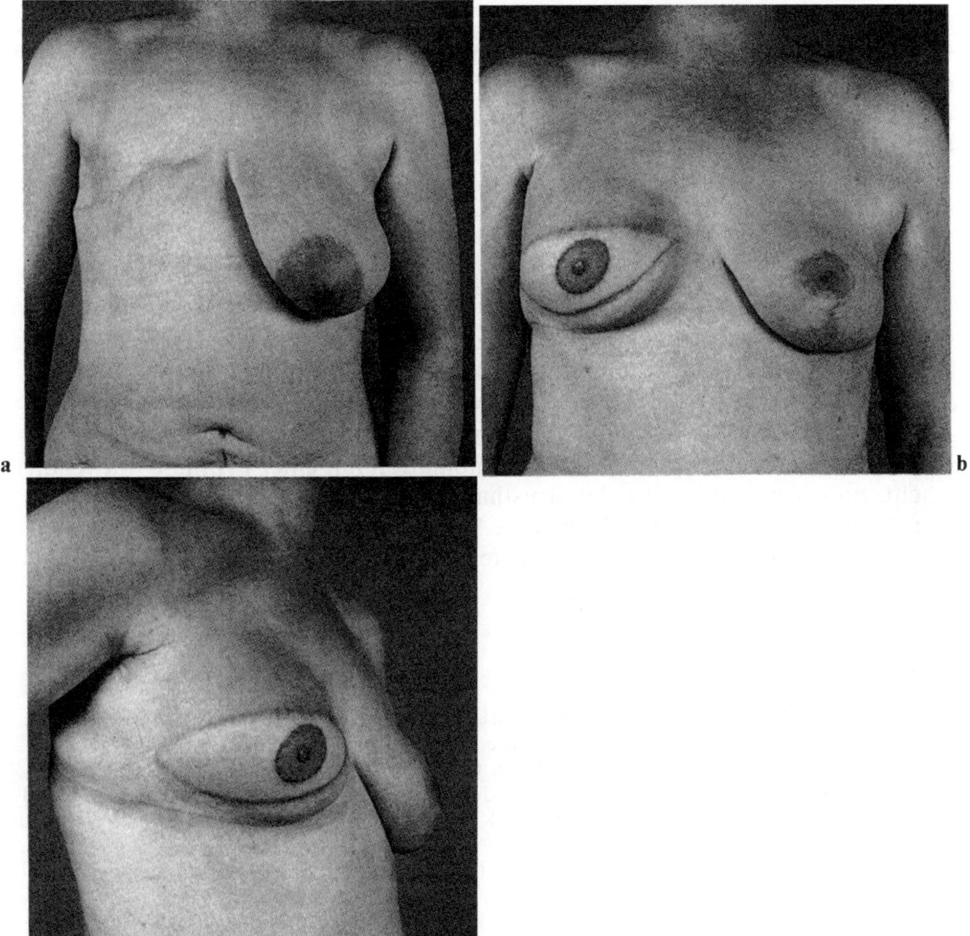

Abb. 5a–c. Sekundäre Rekonstruktion: **a** Ausgangssituation, **b** und **c** frühes Endergebnis nach Latissimusschwenklappen, Mamillenrekonstruktion und Reduktionsplastik der Gegenseite. Bei dieser Patientin ist die andere Textur der Ruckenhaut gegen die Brusthaut deutlich zu sehen

Komplikationen

Da der Latissimus über einen recht konstanten kräftigen Gefäßstiel verfügt, ist er einer der sichersten Lappen überhaupt. Erheblich erschwert oder unmöglich wird seine Verwendung, wenn bei der primären axillären Dissektion die A. thoracodorsalis verletzt wurde.

Randnekrosen, wie sie bei anderen Lappenplastiken häufiger sind, sind mit ca. 5% bei korrekter Technik selten. Lokalinfektionen haben wir einmal gesehen, Olivari [12] bei 4 Patientinnen von 170, Lemperle [8] bei 72 Latissimusschwenklappen in keinem Fall. Dem doch relativ häufigen Hämatom/Serom im Hebedefekt läßt sich wirkungsvoll mit Fibrinkleber begegnen. Reißen die den Latissimus fixierenden Nähte aus, so kommt es zu kleinen Verziehungen und Dellen, die aber bei der Mamillenrekonstruktion oder bei der Angleichung der Gegenseite korrigiert werden können. Von über 70 Latissimusschwenklappen haben wir keinen verloren.

Schlußfolgerungen

Der Latissimus-dorsi-Insellappen ist einer der sichersten myokutanen Schwenklappen aufgrund seines konstanten Gefäßstiels. Selbst Randnekrosen sind mit ca. 5% selten. Seine Indikationsbreite ist groß. Sie reicht vom Radioderm bis zu bei anderen Rekonstruktionstechniken auftretenden Komplikationen. Nachteile sind sein kleines Volumen, das meist eine Kombination mit einer Prothese notwendig macht, und seine gegenüber der Brusthaut andere Textur. Die flächige Gestalt läßt ihn plastisch gut formen. Seine gute Durchblutung läßt Infekte selten entstehen, dem Hämatom/Serom im Hebedefekt läßt sich mit Fibrinkleber wirkungsvoll begegnen.

Literatur

1. Barlett SP, May JW, Yaremchuck MJ (1981) The latissimus dorsi muscle A fresh cadaver study of the primary neurovascular pedicle. Plast Reconstr Surg 67:631
2. Bohmert H, Daigeler R, Büchels H, Bubb C (1989) Ästhetische und technische Gesichtspunkte bei der Brustrekonstruktion mit dem Latissimus-dorsi-Lappen. In: Bohmert H (Hrsg) Brustkrebs. Organerhaltung und Rekonstruktion. Thieme, Stuttgart New York, S 292
3. Bostwick J, Vasconez LO, Jurkiewicz MJ (1987) Breast reconstruction following radical mastectomy. Plast Reconstr Surg 61:682
4. Bostwick J, Nahai F, Wallace JG, Vasconez LO (1979) Sixty latissimus flaps. Plast Reconstr Surg 63:31
5. Giebel GD, Nutz V, Jaeger K (1986) Akute Mammanekrose nach Quadrantenresektion und kombiniert radiologisch/zytostatische Nachbehandlung. In. Neubauer H (Hrsg) Plastische und Wiederherstellungschirurgie des Alters. Springer, Berlin Heidelberg New York, S 382
6. Hutchins EA (1939) A method for the prevention of elephantiasis. Surg Gynecol Obstet 69:795
7. Jaeger K, Giebel GD (1987) Die Behandlung der Osteomyelitis mittels freier myokutaner Lappen am Unterschenkel. Handchir Mikrochir Plast Chir 19:104
8. Lemperle G, Nievergelt J (1989) Plastische Mammachirurgie. Ein Operationsatlas. Springer, Berlin Heidelberg New York, S 115
9. Mühlbauer W, Olbrisch R (1977) The latissimus dorsi myocutaneous flap for breast reconstruction. Chir Plastica 4:27
10. Olivari N (1976) The latissimus flap. Br J Plast Surg 29:126
11. Olivari N (1979) Use of thirty latissimus dorsi flaps. Plast Reconstr Surg 64:654
12. Olivari N (1989) Latissimus-dorsi-Lappen und Brustrekonstruktion. In: Bohmert H (Hrsg) Brustkrebs. Organerhaltung und Rekonstruktion. Thieme, Stuttgart New York, S 283
13. Schneider WG, Hill Jr HL, Brown RG (1977) Latissimus dorsi myocutaneous flap for breast reconstruction. Br J Plast Surg 30:277
14. Spalteholz W (1888) Die Verteilung der Blutgefäße im Muskel. Abhandlung der mathem-physikal Ges d Wissenschaften 14:509
15. Tansini L (1906) Sopra il mio nuovo processo di amputatiane della mamella. Gazetta Medica Italiana 57:141

Die Anatomie des M. rectus abdominis in bezug auf den TRAM-Flap

M. Liang und K. Narayanan

Einführung

Der transverse Rectus-abdominis-Muskulokutanlappen (TRAM-Lappen) ist eine breit akzeptierte Technik der Brustrekonstruktion mit Eisengewebe. Seit seiner Einführung in den frühen 1980er Jahren hat das Verfahren verschiedene technische Verbesserungen mit dem Ziel einer vermehrten Sicherheit und verminderten Morbidität erfahren [4, 5, 6, 7]. Um das Ziel des Erhalts einer großen Haut- und Unterhautfettgewebemenge bei gleichzeitigen minimalem Transfer von Muskel mit diesem Lappen zu erreichen, ist ein detailliertes Verständnis der Lappenanatomie für den Rekonstruktionschirurgen zur Erreicherung eines optimalen Resultats erforderlich. Dieses Kapitel beschäftigt sich daher mit der Gefäß- und Neuroanatomie des M. rectus abdominis und deren Beziehung zum TRAM-Lappen.

Morphologische Anatomie

Musculus rectus abdominis

Die beiden Mm. recti abdominis stellen ein Paar langer, flächiger Muskeln dar, welche zu beiden Seiten der Mittellinie die Bauchwand konstituieren. Diese Muskeln haben ihren Ursprung in den Ligamenten des anterioren Teils der Symphysis pubis (Abb. 1). Jeder von beiden entspringt in zwei Sehnen, von denen die laterale die größere ist. Sie findet Verankerung im Schambeinkamm und kann sich bis zum Pecten ossis pubis ausdehnen. Die mediale Sehne verbindet sich mit dem kaudalen Anteil der Linea alba und mit den anterior der Symphyse liegenden Bändern. Die beiden Sehnen können sich unter Bildung eines gemeinsamen zentralen Areals vereinigen. Die Muskelfasern sind kraniokaudal orientiert, wobei sich der Muskel selbst in seinem Verlauf aufwärts zum Rippenbogen ein wenig verbreitert. Seinen Ansatz stellt eine breite Fläche dar, welche die Vorderfläche der 7., 6. und 5. Rippenknorpel umfaßt, wie auch gelegentlich die Vorderfläche des Processus xiphoideus.

Der laterale Rand des Rectus abdominis verläuft leicht geschwungen und entspricht einer flachen Einziehung der Haut, welche als Linea semilunaris bezeichnet wird. Der Medialrand des Muskels liegt nahe der Medianlinie und begrenzt die Linea alba.

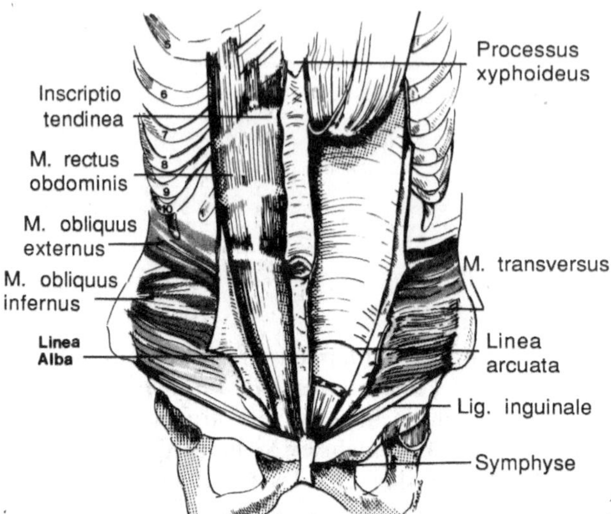

Abb. 1. Makroskopische Anatomie des M. rectus abdominis

An der Oberfläche des Muskels finden sich 3 oder mehrere Inscriptiones tendinei, welche sich normalerweise nicht durch die ganze Muskelsubstanz hindurch erstrecken. Diese weißen, bandartigen Faszienstreifen sind fest mit der Vorderwand der Rektusscheide, welche den Muskel umgibt, verbunden und finden sich vor allem zwischen dem Xiphoid und dem Bauchnabel. Die tiefste Inscriptio tendinea findet sich normalerweise in Höhe des Bauchnabels. Kaudal des Bauchnabels sind diese Inscriptiones tendinei normalerweise nicht vorhanden. Ist dies aber doch der Fall, erstrecken sie sich selten komplett quer über die Muskeloberfläche. Diese Inscriptiones können embryologisch von den Myotonen, welche den Muskel bilden, abgeleitet werden [13].

Außer im Bereich der Inscriptiones tendinei kann die vordere Rektusscheide relativ leicht vom Muskel getrennt werden. Bei der Präparation dieser Inscriptiones tendinei von der darüberliegenden Rektusscheide sahen wir eine Erleichterung darin, diese beiden sowohl kranial wie auch kaudal entlang der Inscriptio durch stumpfe Dissektion mit der Sehne abzutrennen. Durch Zug an der Scheide auf jeder Seite der Inscriptio wird durch scharfe Dissektion mit dem Skalpell die Trennung in diesem Bereich durchgeführt, wobei versucht werden muß, sowohl Rektusscheide, als auch den Muskel intakt zu halten.

Die Funktion des gepaarten M. rectus abdominis besteht in der Unterstützung der Stabilisierung des Stamms und des Beckens. Es handelt sich um kräftige Muskeln, welche auch bei der Bewegung des Stammes aus einer liegenden in eine sitzende Position eingesetzt werden. Bei der Atmung leisten sie einen relativ geringen Beitrag durch ihren Ansatz an den Rippen.

Jeder der beiden Rectus-abdominis-Muskeln wird von einer separaten Scheide umgeben, welche durch die Fusion der Aponeurosen der lateralen Bauchwandmuskeln (M. obliquus externus, M. obliquus internus und M. transversus abdominis) gebildet wird.

Die Rektusscheide umfängt die Muskeln sowohl an der Vorder- wie auch an der Hinterseite, wobei sie in der Mittellinie die Linea alba bildet. Die Faszie des M. obliquus internus teilt sich in anteriore und posteriore Schichten, welche die oberen ¾ des Muskels einhüllen. Diese vordere Schicht ist mit der Faszie des M. obliquus externus verbunden und bildet die oberflächliche Wand der Rektusscheide. Die hintere Rektusscheide besteht aus der Verbindung der Fascia transversalis und der inneren Portion der Faszie des M. obliquus internus. Unterhalb der Linea arcuata (welche sich etwa in Höhe der Grenze des kaudalen Rektusmuskels befindet) besteht die hintere Rektusscheide lediglich aus der Fascia transversalis (Abb. 1.). Hier besteht die vordere Rektusscheide aus der Faszie des M. obliquus externus und beiden Schichten der Obliquus-internus-Faszie. Die Hauptfunktion der intakten Rektusscheide ist die Vermeidung einer bogensehnenartigen Verkürzung des Muskels bei der Rumpfbeuge. Der Verlust der Integrität der Scheide bei dem TRAM-Lappen-Transfer kann eine Hernienbildung zur Folge haben.

Wird kein sicherer Verschluß der vorderen Rektusscheide unterhalb der Linea arcuata erreicht, besteht ein erhöhtes Risiko einer Hernienbildung, da die Hinterwand hier nur aus der sehr dünnen Fascia transversalis besteht.

Gefäßanatomie

Der M. rectus abdominis hat eine prädominierend duale Blutversorgung. Kranial erfolgt die Blutversorgung des Muskels über die A. epigastrica superior (die primäre Blutversorgung des TRAM-Lappens). Dieses Gefäß stellt einen Endast der A. mammaria interna dar (Abb. 2). Die A. mammaria interna entspringt aus

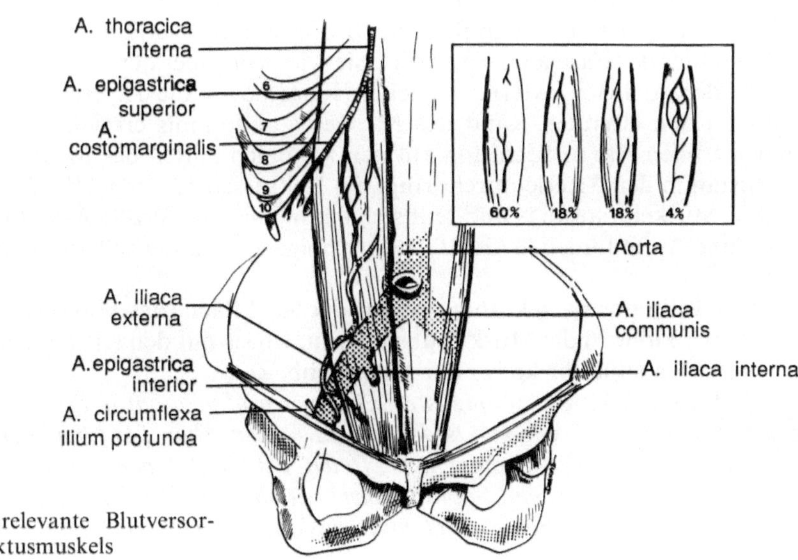

Abb. 2. Die relevante Blutversorgung des Rektusmuskels

der A. subclavia und verläuft direkt am lateralen Rand des Sternums nach kaudal. Auf der Höhe des 6. Interkostalraumes teilt sich die A. mammaria interna in die muskulophrenische und in die superiore epigastrische Arterie. Die letztere durchdringt die hintere Rektusscheide auf der Höhe des 7. Rippenknorpels und verläuft über eine kurze Strecke entlang der Rückfläche des Rektusmuskels, bevor sie selbst in den Muskelbauch eintritt.

Die anatomischen Verhältnisse der kranialen Blutversorgung sind so, daß das Gefäß im tiefsten Anteil des Muskels verläuft und von den muskulären Ansätzen auf der Vorderfläche der Rippen für mehrere Zentimeter getrennt ist. Dadurch ist der superiore laterale Rand des Rektusmuskels ein relativ blutarmes Gebiet, in dem nur einige wenige epigastrische Äste als Verbindung mit den Interkostalgefäßen verlaufen. Die Beziehung der A. epigastrica superior zum kranialen Anteil des M. rectus abdominis ist gut beschrieben [1, 7]. Das Gefäß verläuft etwas lateral des Kostoxiphoidwinkels und hinter dem medialen Drittel des Rektusmuskels normalerweise nach kaudal. Ein wichtiger früh abgehender Ast der A. epigastrica superior ist die kostomarginale Arterie, welche nach lateral abgeht und dem unteren Anteil des kostochondralen Winkels folgt. Obwohl die kostomarginale Arterie normalerweise in den medialen Anteil des Muskels Äste entsendet, kann sie sich entlang der kostochondralen Grenze fortsetzen und von lateral in den Muskel eindringen. In Sektionsstudien wurde mitgeteilt, daß bei 10–12% die kostomarginale Arterie in dieser lateralsten Position in den Muskel eintritt [9, 10].

Die Interkostalarterien können einen variablen Anteil der kranialen Blutversorgung des TRAM-Lappens durch die marginale Kostalarterie haben. Obwohl die Durchtrennung des lateralen Anteils des M. rectus die Mobilisierung des TRAM-Lappens beim Transfer zur Brustrekonstruktion erleichtern kann, muß darauf geachtet werden, bei lateral gelegener kostomarginaler Arterie nicht die Blutversorgung zu beeinträchtigen.

Die A. epigastrica inferior profunda stellt die kaudale und kräftigste Blutversorgung des M. rectus abdominis dar. Die tiefe A. epigastrica inferior entspringt aus der A. iliaca externa ungefähr 1 cm oberhalb des Leistenbandes (gegenüber dem Ursprung der A. circumflexa ilei profunda) und verläuft nach kranial und medial hinter der Fascia transversalis. Sie wird von einer der beiden Vv. comitantes aus der A. iliaca externa begleitet. Kurz bevor die A. epigastrica inferior profunda den lateralen Rand des M. rectus abdominis erreicht, gibt sie einen kleinen frühen Ast in Richtung auf den kaudalen Anteil des M. rectus ab. Der Hauptstamm der Arterie durchdringt die Rektusscheide ungefähr 5–10 cm kranial des Muskelursprungs und teilt sich dann meist in 2 große Äste. Gelegentlich findet eine Aufteilung in 3 Gefäße der A. epigastrica unterhalb des Nabelniveaus statt.

Diese verlaufen nach kranial entlang der Rückfläche des Muskels und dringen in variabler Höhe in die Muskelsubstanz ein, wo sie mit den terminalen Ästen der A. epigastrica superior kommunizieren (Abb. 2).

Die Verwendung der A. epigastrica inferior profunda hat in den letzten Jahren bei der Brustrekonstruktion an Bedeutung gewonnen. Shaw [11] hat über eine große Erfahrung mit der Verwendung des „freien TRAM-Lappen" unter Verwendung einer identischen Haut- und Subkutaninsel berichtet, wobei der Transfer an der A. epigastrica inferior profunda durch mikrovaskuläre Technik erfolgte. Die A. epiga-

strica inferior profunda und ihre Begleitvenen können gelegentlich bei fraglicher Blutversorgung über die A. epigastrica superior beim üblichen TRAM-Lappen erhalten werden. Mikrovaskuläre Anastomosen der Venen und/oder Arterien mit Gefäßen der Thoraxwand, d. h. den Interkostalgefäßen, können die Durchblutung dieser Lappen verbessern, wenn die Versorgung durch das superiore epigastrische System inadäquat ist.

An der Grenze zwischen dem mittleren und kranialen Drittel des Rektusmuskels finden sich Verbindungen zwischen der A. epigastrica superior mit der A. epigastrica inferior profunda in Form eines Netzwerkes, welches etwa in der Mitte zwischen dem Xiphoid und dem Nabel liegt (Abb. 2). Diese Verbindungen liegen normalerweise innerhalb der Muskelsubstanz, können aber gelegentlich auch an der Rückfläche zu finden sein [3]. Milloy et al. [10] haben die Variationen und die Anzahl der Anastomosen zwischen der superioren und inferioren epigastrischen Arterie dokumentiert. Die A. epigastrica superior, obwohl Voraussetzung für den TRAM-Lappen, ist tatsächlich das kleinere der beiden hauptversorgenden Gefäße des Muskels. Der mittlere innere Gefäßdurchmesser dieser Arterien ist 1,6 mm für die A. epigastrica superior und 3,4 mm für die A. epigastrica inferior profunda [2].

Perforansgefäße

Die Haut und das Subkutangewebe des kaudalen Anteils der Bauchwand ist die Hauptquelle des Gewebes zur Brustrekonstruktion bei der Verwendung der TRAM-Lappentechnik.

Der erfolgreiche Transfer dieses großen Lappens hängt im wesentlichen von den vertikalen Perforansgefäßen aus den tiefen epigastrischen Arterien ab. Die gesamte Blutversorgung des darüberliegenden Fett- und Hautgewebes der gesamten Bauchwand erfolgt durch vier Hauptgruppen von perforierenden Gefäßen: die tiefen epigastrischen Gefäße, die Interkostalgefäße, die A. epigastrica superficialis und die A. circumflexa ilei superficialis. Die muskulokutanen Perforansgefäße durch den Rektusmuskel (welche aus dem tiefen epigastrischen System entspringen) stellen die hauptsächliche Blutversorgung des Unterbauches insbesondere bei Hebung des TRAM-Lappens dar. Die wichtigsten dieser Perforansgefäße sind große Äste, welche aus der Hauptgefäßachse entspringen und direkt zur Haut aufsteigen, wobei sie kleine Äste zur Muskulatur abgeben. Unsere Dissektionen bestätigen frühere Berichte über zwei hauptsächliche Reihen von Perforansgefäßen vom TRAM-Lappen: Es findet sich eine laterale und eine mediale Reihe, welche die darüberliegende Haut und das Fett versorgen (Abb. 3, 4). Die Anzahl und Größe dieser Perforansgefäße nimmt von Nabel abwärts zum Schambein ab. Es scheinen sich nur einige wenige Perforansgefäße im unteren Fünftel der vorderen Rektusscheide zu finden, die ein kleines Kaliber haben. Ebenso findet sich eine tendenzielle Dichteabnahme der Perforansgefäße über dem lateralen Muskeldrittel in allen Zonen [2]. Die größte Dichte großer Perforansgefäße zur bedeckenden Haut entspringt in der paraumbilicalen Region, etwa 3–5 cm vom Nabel entfernt und strahlt dort in alle Richtungen aus [12]. Diese

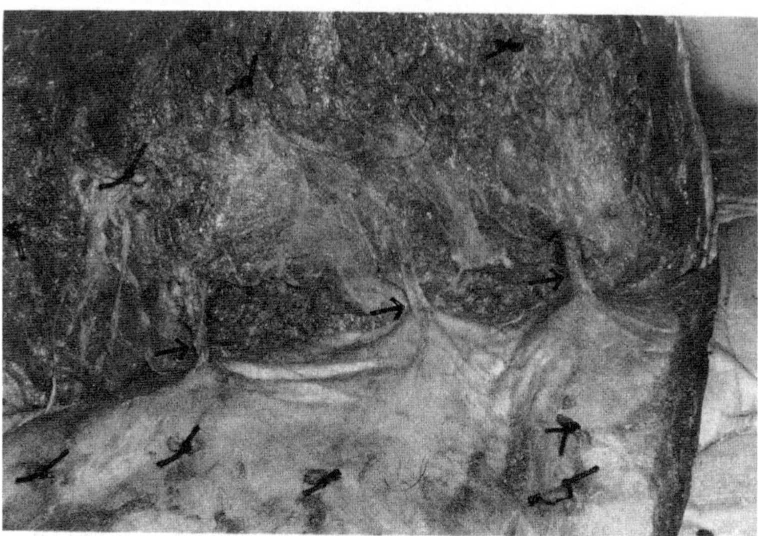

Abb. 3. Die Perforansgefäße aus dem tiefen epigastrischen System, welche Haut und Subkutangewebe des TRAM-Lappens versorgen. Die *Pfeile* deuten auf die mediale Reihe der Perforansgefäße, die *Seidenligaturen* auf die laterale Reihe hin

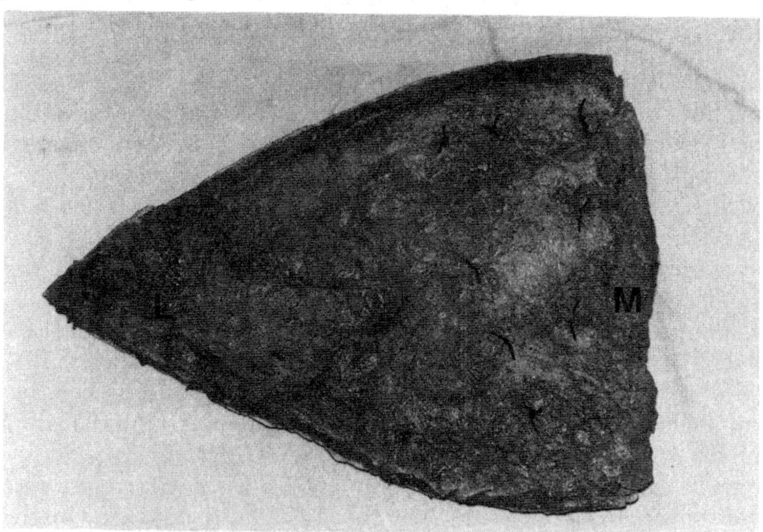

Abb. 4. Leichenpräparat mit der medialen und lateralen Reihe der Perforansgefäße zu einer Hälfte des TRAM-Lappens

großen und konsistenten Perforansgefäße verbinden sich mit den Interkostalgefäßen, den Aa. epigastricae superficiales und der A. circumflexa ilei superficialis. Sie stellen einen vorherrschenden Anteil zur Blutversorgung der Haut und des Subkutangewebes der vorderen Bauchwand dar. Der Einschluß eines oder mehrerer dieser paraumbilikalen Perforatoren in den TRAM-Lappen fördert die Blutversorgung der zugehörigen Hautinsel.

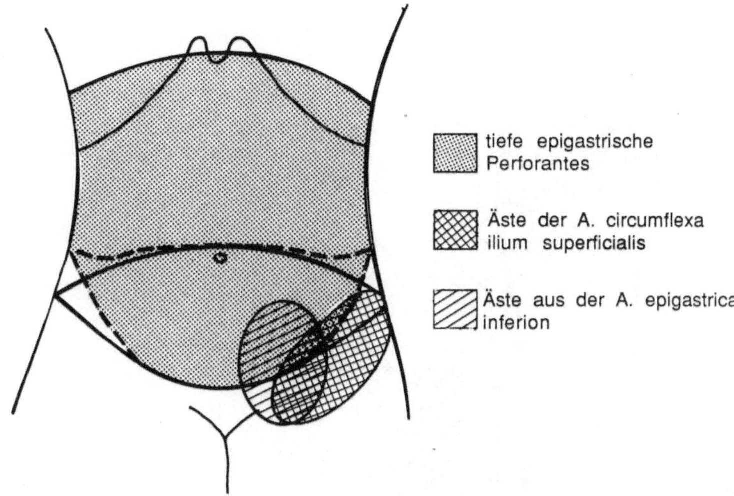

Abb. 5. Die kutanen Gefäßterritorien der Bauchwand. Man beachte, daß die Spitzen des völlig horizontalen TRAM-Lappens (*durchgezogene Linie*) durch die A circumflexa ilei superficialis versorgt wird. Die *gestrichelte Linie* stellt die modifizierte Schnittfuhrung zur Lappenhebung dar (Details s. Text)

Holmström berichtete 1979 über den erfolgreichen Transfer eines TRAM-Lappens zur Brustrekonstruktion, der nur über ein einziges Perforansgefäß versorgt war [8].

In einer klinischen Mitteilung haben Miller et al. [9] kürzlich die Lage der Perforansgefäße und die Planung der lateralsten Anteile der TRAM-Lappenhautinsel in Zusammenhang gebracht.

Bezüglich der Blutversorgung innerhalb der Haut und des Subkutangewebes des Unterbauches finden sich ausgezeichnete Verbindungen zwischen den Perforatoren aus den tiefen epigastrischen Arterien mit denen der A. epigastrica superficialis. Im lateralen Bereich jedoch sind die Verbindungen zwischen der A. circumflexa ilei superficialis und dem tiefen epigastrischen System weniger verläßlich (Abb. 5). Wenn die Hautinsel als eine komplette quere Ellipse im Unterbauch entworfen wird, schließen die Spitzen dieser Insel deshalb ein Gebiet ein, welches primär durch die A. circumflexa ilei superficialis versorgt wird. Es wurde vorgeschlagen, daß eine Lappenplanung mit weiter kranial gelegenen lateralen Lappenspitzen die Lappenüberlebenssicherheit vergrößern sollte.

Nervenversorgung des Musculus rectus abdominis

Der M. rectus abdominis wird segmental durch fünf Interkostalnerven Th 7 bis Th 11 versorgt. Sie entspringen aus den Rami ventrales der entsprechenden thorakalen Nerven und verlaufen zwischen dem M. obliquus internus abdominis und dem M. transversus abdominis, von wo aus sie die hintere Rektusscheide lateral durchdringen. Nach Eintritt in die Rektusscheide verlaufen die Nerven über eine kurze Strecke (1–2 cm) auf der Rückfläche des Muskels bevor sie die Muskel-

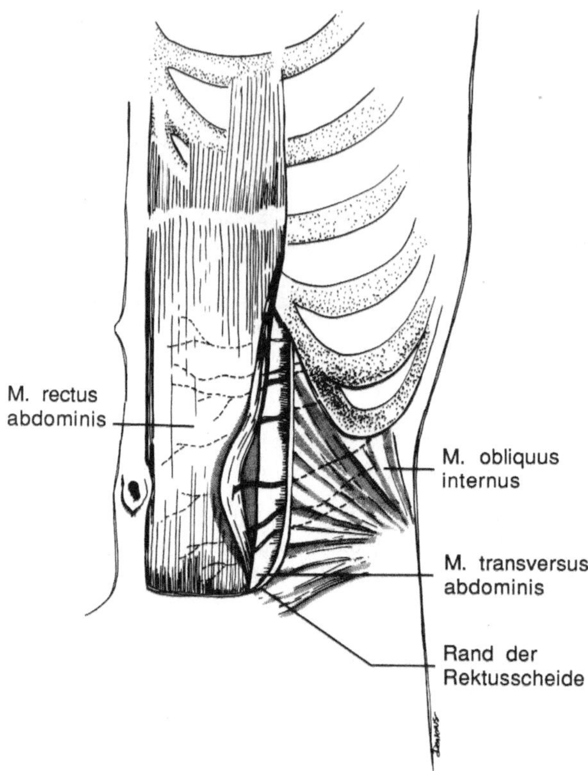

Abb. 6. Makroskopische Anatomie der Nervenversorgung des M rectus abdominis. Man beachte, daß die Nerven zwischen dem M. obliquus internus und dem M. transversus abdominis verlaufen und lateral in die Rektusscheiden eintreten

masse selbst betreten (Abb. 6). Im Hundemodell haben wir festgestellt, daß die Nerven sich generell innerhalb der Rektusscheide in ein mediales und in ein laterales Segment aufzweigen. Beim Menschen jedoch scheint diese Aufteilung in variablem Abstand der Rektusscheide zu erfolgen.

Bei der Hebung des TRAM-Lappens zur Brustrekonstruktion hat sich ein klinischer Trend entwickelt, den M. rectus abdominis zu spalten und einen „funktionierenden" lateralen Anteil intakt in der Bauchwand zu belassen. Diese Aufteilung wird entweder beim Transfer eines einzelnen Muskels oder noch häufiger bei Schwenkung beider Rektusmuskleln zur bilateralen Brustrekonstruktion durchgeführt.

Wir sind auch vermehrt dazu übergegangen, beide Teile beider Rektusmuskeln zur Versorgung einer einzigen großen Haut-Fett-Insel zu verwenden, wenn die Blutversorgung zum Lappen fragwürdig ist (nach vorangegangener Operation, bei Adipositas etc.).

Die anatomische Schlüsselfrage für die Funktion eines jeglichen Muskels ist die Lokalisation der motorischen Endplatten. Wenn die motorischen Endplatten nicht innerhalb der verbleibenden lateralen Muskelsegmente des gesplitteten Rektusmuskels verbleiben, erscheint eine optimale Funktion dieser Portion des Muskels höchst zweifelhaft. Wo sich diese entscheidenden Regionen der intramuskulären Anatomie finden, ist bis vor kurzem noch nicht am Rectus-abdominis-Muskel des Menschen untersucht worden.

Die motorischen Endplatten sind der Ort der Muskelfaser, wo der präsynaptische Nerv endet und stellt die entscheidende Region der neuromuskulären Verbindung dar. An dieser Verbindung hat die präsynaptische Nervenendigung eine charakteristische Struktur mit einem erhöhten Gehalt von Acetylcholin. Der postsynaptische Anteil der Endplattenzone ist reich an Rezeptoren für Acetylcholin. Durch Stimulation des Nervs kommt es durch Interaktion zwischen dem freigegebenen Acetylcholin aus der präsynaptischen Endigung mit den korrespondierenden Rezeptoren in der postsynaptischen Muskelmembran zu einem exzitatorischen synaptischen Aktionspotential (die Endplattenverstärkung).

Kürzlich von uns durchgeführte Untersuchungen, sowohl im Hundemodell, wie auch bei Menschen, haben einiges Licht auf die exakte Lokalisation dieser entscheidenden motorischen Endplatten im Rektusmuskel geworfen (Liang u. Narayanan, unveröffentlichte Daten). Die Kartierung des Muskels wurde durch direkte intravitale Ableitung am In-situ-Muskel mit einem speziell entwickelten Nervenstimulator unter Verwendung eines Techtronix-Computers durchgeführt. Unter Niedervoltstimulation (1 mV) der entsprechenden Nerven (Th 7 bis Th 11) wurde eine Ableitungssonde systematisch auf verschiedenen Punkten der gesamten vorderen Muskeloberfläche angebracht. Die Amplituden und Nervenleitungsgeschwindigkeiten wurden gemessen, wodurch sich eine spezifische Identifikation der Muskelfasern, welche von jedem individuellen Nervenast versorgt wurden, ergab (Abb. 7). Nachdem diese Karte des Muskels angefertigt war, wur-

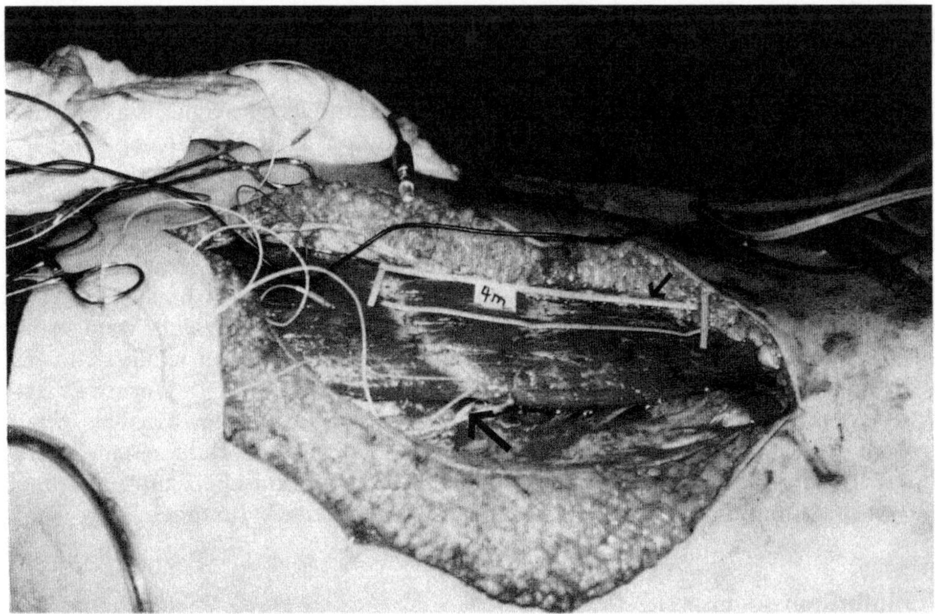

Abb. 7. Kartographie der neuromuskulären Einheiten eines menschlichen M. rectus abdominis. Das Rechteck (*kleiner Pfeil*) markiert eine Muskeleinheit, welche durch einen einzelnen Nervenast kontrolliert wird (*großer Pfeil* markiert die diesen Nerv stimulierende Elektrode)

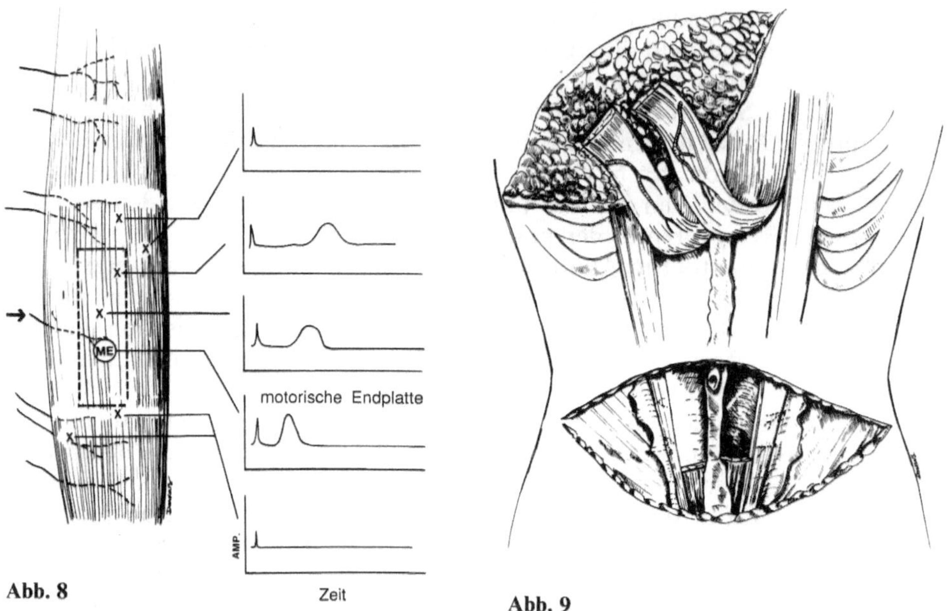

Abb. 8   **Abb. 9**

Abb. 8. Kartographie der motorischen Endplatten einer neuromuskulären Einheit. Die motorische Endplatte wird als jenes Gebiet identifiziert, bei dem die kürzeste Latenzzeit zwischen der Nervenstimulation und dem Aktionspotential vorliegt

Abb. 9. Darstellung des bilateralen Splittens der Rektusmuskeln, wobei das laterale Drittel intakt belassen wird

de die motorische Endplatte als jener Punkt identifiziert, welcher die kürzeste Latenzzeit im Sinne der Leitgeschwindigkeit (etwa 2 ms) aufwies (Abb. 8).

Obwohl die Muskeln segmental innerviert werden, tendieren die motorischen Endplatten dazu, in 2 diagonal orientierten Häufungen (kranial und kaudal) mit einer gelegentlichen zentralen Häufung aufzutreten.

Wir haben ebenso festgestellt, daß die lateralsten Endplatten gerade innerhalb des lateralen Muskeldrittels gelegen sind. Wenn wir den Rektusmuskel bei Verpflanzung des TRAM-Lappens splitten, versuchen wir deshalb, nicht weniger als das laterale Drittel des Muskels zu belassen, um nicht nur einen vitalen sondern auch einen optimal funktionierenden Muskel zu erhalten (Abb. 9). Unsere Ergebnisse scheinen darauf hinzudeuten, daß am lateralen Drittel des Muskels genügend motorische Endplatten zu finden sind, die sicherstellen, daß dieser Muskelanteil als „funktionierende Einheit" verbleibt. Weitere klinische Langzeitstudien zur Auswertung dieser Patientenergebnisse werden derzeit durchgeführt.

Schlußfolgerungen

Der TRAM-Lappen stellt eine hervorragend geeignete Modalität zur Rekonstruktion einer fehlenden Brust mit autogenem Gewebe dar. Aufgrund des Aufbaus des TRAM-Lappens, d. h. einer queren Hautinsel mit vertikal orientiertem Muskel und Blutversorgung, ist eine detaillierte Kenntnis der vaskulären Anatomie die Voraussetzung. Jüngere klinische Bestrebungen, einen geringeren Anteil des Muskels zu opfern, erfahren durch die Kenntnis der Neuroanatomie eine wachsende Bedeutung. Ziel dieses Kapitels war die Darstellung einiger anatomischer Schlüsselbefunde dieser beiden Probleme.

Literatur

1 Arnold M (1972) The surgical anatomy of the sternal blood supply J Thorac Cardiovasc Surg 64:596
2. Boyd JB, Taylor GI, Corlett R (1984) The vascular territories of the superior epigastric and deep inferior epigastric systems Plast Reconstr Surg 73 1
3. Cormack GC, Lamberty BGH (1986) The arterial anatomy of skin flaps Churchill Livingstone, New York
4 Drever MJ, Hodson-Walker N (1985) Closure of the donor defect for breast reconstruction with rectus abdominis myocutaneous flaps. Plast Reconstr Surg 76:558
5. Elliot FL, Hartrampf CR (1983) Tailoring of the new breast using the transverse abdominal island flap Plast Reconstr Surg 72.887
6. Hartrampf Jr CR, Scheflan M, Black PW (1983) Breast reconstruction with a transverse abdominal island flap. Plast Reconstr Surg 69·216
7 Hartrampf Jr CR Breast reconstruction with the transverse abdominal island flap. Plastic Surgery Educational Foundation – EF Teleplast #8521
8. Holmström H (1979) The free abdominoplasty flap and its use in breast reconstruction Scand J Plast Surg 13:423
9. Miller LB, Bostwick III J, Hartrampf CR, Hester R, Nahai F (1988) The superiorly based rectus abdominis flap: Predicting and enhancing its blood supply based on an anatomic and clinical study. Plast Reconstr Surg 81·713
10. Milloy FJ, Anson BJ, McAfee DK (1960) The rectus abdominis muscle and the epigastric arteries. Surg Gynecol and Obstet 110:293
11. Shaw WW Personal Communication
12. Taylor GI, Corlett R, Boyd BJ (1983) The extended deep inferior epigastric flap: A clinical technique. Plast Reconstr Surg 72:751
13. Warwick R, Williams PL (1978) Gray's anatomy. 35th Edition, W B Saunders Co, Philadelphia, pp 523–524

Zur Wertigkeit des transversalen Rectus-abdominis-Muskellappens

E. Schaller, P. Kunert und A. Berger

Nachdem Hartrampf und Mitarbeiter in den USA die Möglichkeit der Brustrekonstruktion ohne zusätzliche Silikonprothese vorstellten, wobei Unterbauchfett am M. rectus abdominis gestielt verwendet wurde, trafen sie zunächst auf sehr kritische Stimmen, die auf die Risiken eines solchen Eingriffes wegen seiner Größe und Invasivität hinwiesen.

Die Tatsache aber, daß hier eine bei vielen Patientinnen anwendbare Methode der Mammarekonstruktion vorgestellt wurde, welche ausreichendes Volumen an Gewebe im Thoraxbereich zur Verfügung stellt, veranlaßte viele plastische Chirurgen, nach dieser Methode zu operieren.

Das Eintreten der zum Teil erwarteten Komplikationen hat zu einer weitgehenden Ernüchterung geführt. So war in sehr kritischer Weise – unter Einbeziehung kleiner Wundrandnekrosen – von Exner aus Frankfurt eine Komplikationsrate von weit über 50 % vorgestellt worden.

Dies veranlaßte uns, unser eigenes Patientengut zu überprüfen. In den Jahren 1985–1987 wurde in unserer Klinik 26mal der untere Rectus-abdominis-Muskellappen verwendet: 21mal zur Rekonstruktion der Brust – in einem Fall beidseitig –, in den restlichen 5 Fällen zur Defektdeckung am Thorax; 5mal kam es zu Teilnekrosen des Lappens, 2mal zu Bauchwandhernien. Eine Totalnekrose des Lappens trat nicht ein.

Das kritische Überdenken und Analysieren von Fehlern in den Fällen, in denen Komplikationen auftraten, führte zu einem in unserer Klinik standardisierten Vorgehen, so daß wir in den letzten 16 von uns operierten Fällen nur noch 2mal eine Teilnekrose als Komplikation zu verzeichnen hatten.

Indikation

Das Hauptproblem des unteren transversalen Rectus-abominis-Lappens liegt in einer erheblichen Schwächung der Bauchwand zum einen und zum zweiten darin, daß ein sehr großes Gewebevolumen von verhältnismäßig zarten perforierenden Gefäßen periumbilikal versorgt wird.

Aus dieser Problematik ergab sich bezüglich des Vorgehens für uns folgende Konsequenz:

Zu dieser Operationsmethode der Brustrekonstruktion kommen in unserer Klinik nur noch Patienten mit einer erschlafften Bauchwand zur Indikation. Es wird durch Einzeichnen und Ausmessen des geplanten Lappens schon präoperativ festgestellt, ob die Proportion von Thoraxlänge und zu erwartender Länge des Lappenstiels ein spannungsfreies Einbringen des Gewebes ermöglicht. Stimmen diese Proportionen nicht oder lassen Narben im Unterbauchbereich vermuten, daß die epigastrischen Gefäße traumatisiert sein könnten, so sehen wir dieses als Kontraindikation an. Ebenso sehen wir inzwischen eine extreme Adipositas als Kontraindikation. (Auf der letzten Jahrestagung der Österreichischen Gesellschaft für Plastische Chirurgie wurde auch Rauchen als Kontraindikation angeführt; Operationsvoraussetzung: 3 Monate Abstinenz.)

Operationstaktik

Die für einen so großen Lappen aus kleinen Gefäßen stammende Blutversorgung scheint von der Perfusion her kaum Reserven zu bieten und insbesondere im kontralateralen Anteil des Lappens zur Minderperfusion zu führen (Wundheilungsstörung bei ausgedehnten kontralateralen Arealen). Wegen der sehr heiklen geringen Perfusion machen wir deshalb absolut atraumatisches Operieren zur Voraussetzung, wobei hinzugehört, daß während der Präparation der Lappen durch Fixierungsnähte an seinen Muskel und Faszienstiel angeheftet wird. Die Assistenten werden angewiesen, den präparierten Lappen absolut spannungsfrei zu halten. Wir nehmen den M. rectus abdominis in seiner gesamten Breite. In den kaudalen Abschnitten des M. rectus achten wir darauf, daß er unterhalb der Linea arcuata belassen wird, wobei hier lediglich die unteren epigastrischen Gefäße präpariert und am kranialen Muskel belassen werden. Der subkutane Transfer des Lappens erfolgt so, daß der Tunnel ausreichend groß ist; auf keinen Fall darf hier wegen einer befürchteten Dislokation des am Thorax plazierten Lappens der Tunnel zu klein gemacht werden, womit während des Transfers zwangsläufig Kräfte in Kauf genommen würden, die hier die Durchblutungssituation des Lappens weiter verschlechtern müßten.

Sollten sich trotz sorgfältigem präoperativen Ausmessen herausstellen, daß der Stiel des Lappens eher kurz ist, so nehmen wir durch Deepithelialisieren der kaudal liegenden Hautareale und Versenken des Lappens nach kaudal lieber eine zusätzliche Aufwulstung des Stiels in Kauf, als daß Zug auf diesen entstehen könnte. Ebenso muß streng darauf geachtet werden, daß beim Einnähen der Haut weder durch Diskrepanz von Defekt zu transferierender Haut Spannung beim Einnähen entsteht, noch daß durch zuviel Einbringen von Volumen Druck auf das transferierte Gewebe entsteht. In einem solchen Fall schlagen wir den Patienten lieber die Angleichung der großen gesunden Seite vor und empfehlen generell die Rekonstruktion von kleineren Brüsten, da sie sicherer ist, obwohl auch die Rekonstruktion größerer Brüste möglich ist.

Sollte sich beim Verschluß der Bauchwand ein Problem ergeben, so würde aus dem verbliebenen Hautareal das Korium gewonnen und der Bauchwandverschluß zusätzlich durch eine primäre Koriumplastik gesichert.

Postoperativ muß auch durch die Lagerung Spannung und Druck im Lappenbereich vermieden werden. Wir lagern die Patientin darum in den ersten postoperativen Tagen im Herzbett. Der Unterbauch wird durch einen Stützverband versorgt, wobei streng darauf geachtet wird, daß dieser Stützverband nicht zu hoch gerät und den Lappenstiel tangiert. Sollten sich trotz Einhalten dieser Maßnahmen primäre Durchblutungsstörungen des Lappens zeigen, so kann man ggf. die oben erwähnten präparierten epigastrischen Gefäße mikrochirurgisch an die Pektoralisgefäße anastomosieren. Bei der Planung der Brustrekonstruktion nehmen wir bewußt eine zweite Operation in Kauf, was wir auch eingehend mit den Patientinnen besprechen. Es hat sich gezeigt, daß 3 Monate nach der primären Operation bei unkompliziertem Einheilen die Stieldurchtrennung ohne Probleme erfolgen kann und so der zum Teil störende epigastrische Wulst ebenso problemlos eine weitere Form- und Volumenaufbesserung möglich macht. In gleicher Sitzung kann, falls von der Patientin gewünscht, die Rekonstruktion des Areola-Nippel-Komplexes erfolgen.

Schlußfolgerung

Anhand unseres Patientengutes können wir sagen, daß die Brustrekonstruktion mittels transversaler Rectus-abdominis-Lappen eine aufwendige, technisch anspruchsvolle und subtile Methode darstellt, die bei in Grenzen zu haltendem Hebedefekt eine Brust ohne Fremdmaterial ausreichend rekonstruieren läßt. Die verhältnismäßig hohe Komplikationsrate unserer frühen Fälle sowie die Analyse der Komplikationen zeigt, daß bei strengem Beachten der Voraussetzungen von seiten der Patientin und der geschilderten Operationstaktik nur noch mit einer geringen Komplikationsrate zu rechnen ist.

Die Rolle des freien TRAM-Lappens in der Brustrekonstruktion

Z. M. Arnez, M. Solinc und R. W. Smith

Der freie TRAM-Lappen ist nicht mehr nur eine alternative Methode zur Brustrekonstruktion. Nach unserer klinischen Erfahrung bietet er Vorteile gegenüber dem klassischen gestielten TRAM-Lappen, wobei v. a. die Tatsache, daß er auf dem dominanten Gefäßstiel für den kaudalen M. rectus abdominis und der zugehörigen Bauchhaut (nämlich der A. und V. epigastrica inferior) beruht, von Bedeutung ist. Die bessere Blutversorgung mit größeren Sicherheitszonen als im gestielten TRAM-Lappen, wo die Perfusion schwächer ist, und ein langer Gefäßstiel erlauben die Verwendung des freien TRAM-Lappen bei bestrahlten Patientinnen, bieten mehr Flexibilität für die Konturgebung des Lappens und machen die Patientenselektion einfacher.

Das Endziel jeder Brustrekonstruktion nach Mastektomie ist eine ansprechende und dauerhafte ästhetische Erscheinung des neuen Brusthügels. Der Preis, welchen die Patientin hierfür zu bezahlen hat, hängt wesentlich von der Art der Operation ab, die für die Rekonstruktion gewählt wird (Abb. 1–3). Die Operation sollte einfach, für viele Operateure technisch machbar sein; Entstellung und funktionelle Beeinträchtigung sollten so gering wie möglich sein.

Gegenwärtige Brustrekonstruktion

Gegenwärtig wird die Verwendung von Silikonimplantaten oder Gewebeexpandern, gestielten myokutanen Lappen wie dem Latissimus dorsi und dem gestielten Transversus-Rectus-abdominis- oder TRAM-Lappen [3, 8] der Vorzug gegeben. Der gestielte TRAM-Lappen bietet viele Vorteile gegenüber dem Latissimus-dorsi-Myokutanlappen, da er aus autogenem Haut- und Fettgewebe mit besserer Textur zusammengesetzt ist und eine zusätzliche Prothese zur Gewinnung größerer Projektion nicht erforderlich macht. Die Operation wird in einer einzigen Lagerung durchgeführt, und von der Spendergebietnarbe wird verlangt, daß sie unter der Badebekleidung verborgen bleibt.

Der Lappen hat viel Popularität in den USA gewonnen [2, 9]. Die Patientenselektion für den gestielten TRAM-Lappen ist sehr strikt. Adipositas, Rauchen, fortgeschrittenes Alter, Unterbauchnarben, eine schwache Abdominalmuskulatur und Brustwandbestrahlungen stellen Kontraindikationen dar.

Zusammengesetzte freie Gewebetransplantate zur Brustrekonstruktion wurden erstmals vor 12 Jahren vorgestellt [4], haben aber nie eine weite Akzeptanz gefunden. Seither sind verschiedene freie Lappen wie der kontralaterale Latissimus-

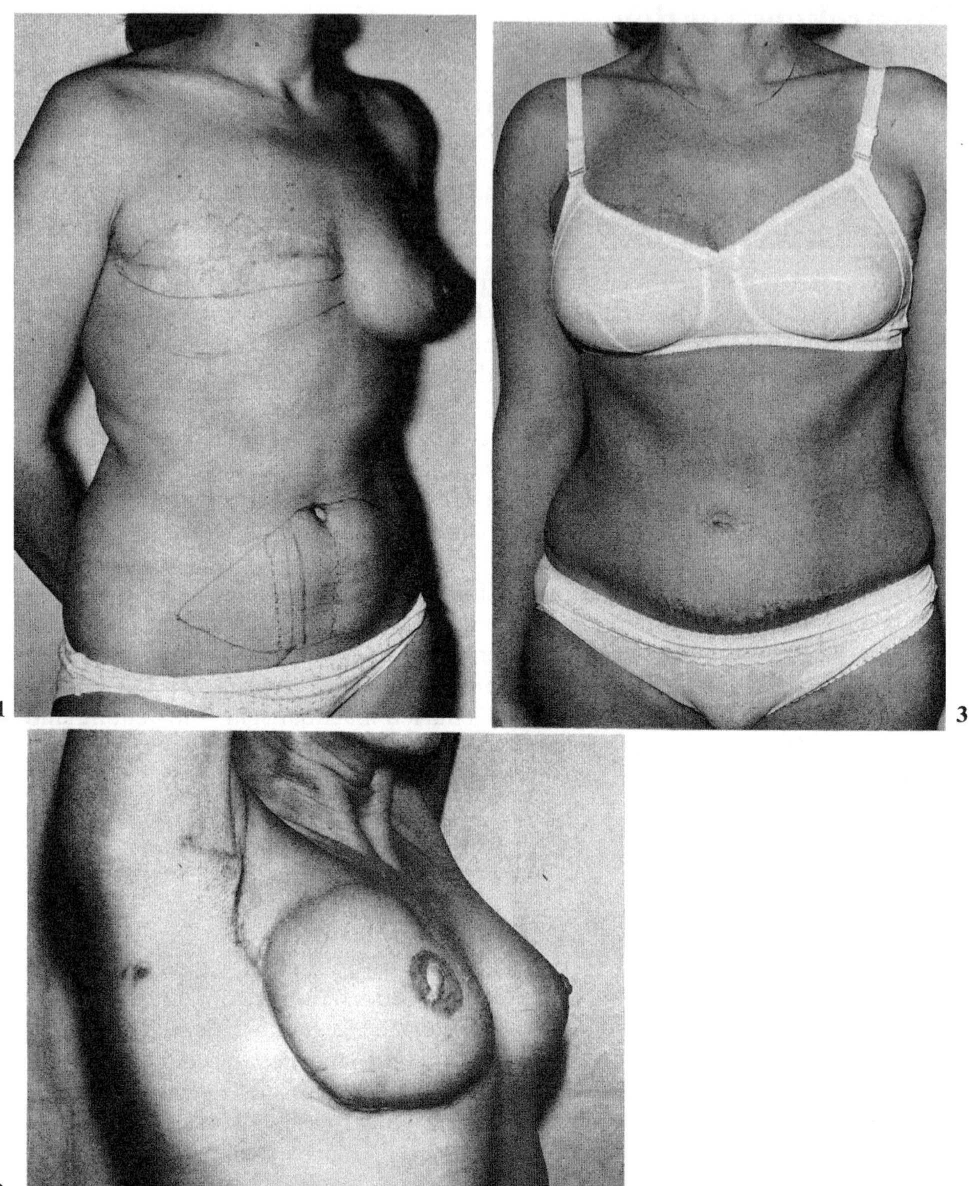

Abb. 1. Brustrekonstruktion nach Mastektomie mit einem freien TRAM-Lappen. Präoperativ sieht man die normale kontralaterale Brust, die Postmastektomienarbe, die geplante Narbenexzision, die Höhe der neuen Submammarfalte und die Markierung des ipsilateralen freien TRAM-Lappens

Abb. 2. Dieselbe Patientin von lateral mit dem postoperativen Ergebnis 4 Monate nach Rekonstruktion. Man beachte die akzeptable Symmetrie und Projektion, die geringe Depression im oberen medialen Quadranten und den fehlenden epigastrischen Wulst

Abb. 3. Dieselbe Patientin 4 Monate nach Rekonstruktion in ihrer Unterwäsche. Man beachte die gute Brustsymmetrie, die akzeptable Brustwandnarbe und die etwas höher als normal lokalisierte, etwas hypertrophe Bauchstraffungsnarbe

dorsi und der Leistenlappen [7] und ein Segment der kontralateralen Brust [6] vorgeschlagen worden. Nur der kraniale Glutäallappen ist in einer größeren Patientenserie verwendet worden [8].

Seit 1979 sind zwei erfolgreiche *TRAM-Lappenverpflanzungen* in der Literatur als Falldarstellungen veröffentlicht worden [3, 5]. Die Methode ergab sehr vielversprechende Ergebnisse, ermutigte klinisch tätige Chirurgen aber bisher nicht, ihre Anwendung in einer größeren Patientenserie zu überprüfen. Arnez u. Solinc haben in einer Serie von freien inferioren TRAM-Lappen zur Brustrekonstruktion, welche in Bonn 1987 vorgestellt wurde, diese Methode insbesondere mit dem gestielten TRAM-Lappen verglichen und wesentliche Vorteile der freien gegenüber der gestielten Version gefunden. Für Kliniken, in denen die Verlustrate mikrochirurgischer Operationen unter 10 % liegt, schlugen wir vor, daß der freie TRAM-Lappen in Fällen, in denen ein TRAM-Lappen indiziert ist, vorgezogen werden sollte.

Der größte Vorteil des freien TRAM-Lappentransfers ist die Verwendung des dominanten Gefäßstiels für den kaudalen M. rectus abdominis und die Haut zwischen dem Nabel, dem Tuberculum pubicum und den Darmbeinstacheln, die auf der A. und V. epigastrica inferior profunda beruht [1].

Der gute Blutfluß im Lappen wird durch eine Anastomose zwischen den Donorgefäßen und den Empfängergefäßen in der Axilla sichergestellt (Abb. 4). Auf diese Weise konnten wir Durchblutungsprobleme insbesondere in der kontralateralen Seite des Lappens, welche beim gestielten Lappen sehr häufig sind, da der nicht dominante, obere Gefäßstiel verwendet wird, vermeiden. Durch den freien TRAM-Lappentransfer vermeiden wir auch andere Nachteile des gestielten

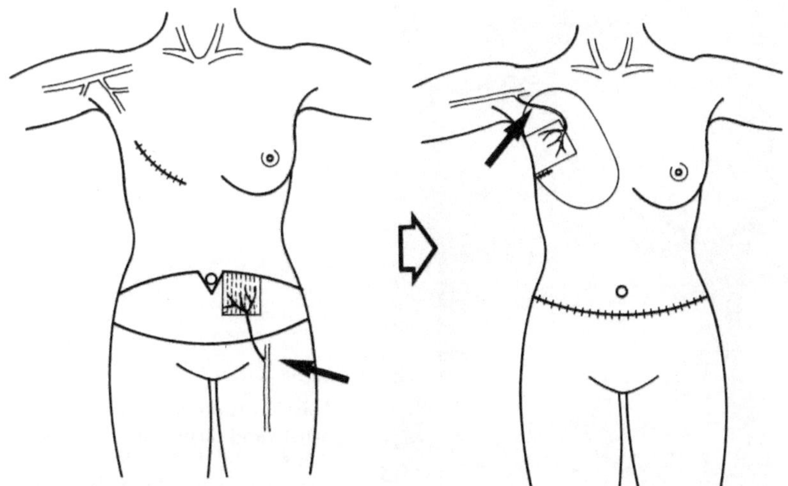

Abb. 4. Der freie TRAM-Lappen zur Brustrekonstruktion (operatives Vorgehen). Der untere TRAM-Lappen, gestielt an die kontralateralen tiefen inferioren epigastrischen Gefäße (*linker Pfeil*) wird frei auf die Brustwand verpflanzt, durch Anastomose der Lappengefäße mit Empfängergefäßen in der Axilla (*rechter Pfeil*) revaskularisiert und zu einem Brusthügel modelliert. Der Verschluß des Donordefektes resultiert in einer etwas höheren Narbe als bei der üblichen Abdominoplastik

TRAM-Lappens, wie die Torsion des Rektusmuskels im Bereich von Drosselge-
fäßen am Angelpunkt, die ausgedehnte Unterminierung der vorderen Bauch- und
Brustwand und einen epigastrischen Wulst. Die Probleme mit dem TRAM-Lap-
pen-Spendergebiet sind dieselben wie bei der gestielten Version. Zur Vermeidung
von Hernien sollte der Erhaltung und Verstärkung (Marlexnetz) der Rektusscheide unterhalb der Linea arcuata besondere Beachtung geschenkt werden.

Der freie TRAM-Lappen: Chirurgische Technik

Das Ziel des freien TRAM-Lappentransfers ist es, den Lappen ohne ausgedehnte
Unterminierung der vorderen Bauch- und Brustwand und ohne Kompression des
Gefäßstiels in diesem Brustwandtunnel, wie sie beim gestielten TRAM-Lappen-
transfer auftritt, in den Brustdefekt zu verpflanzen: Der Lappen wird durch eine
Anastomose zwischen der A. und V. epigastrica profunda und den Gefäßen in der
Axilla revaskularisiert.

Die Operation wird von 2 Operationsteams synchron durchgeführt: dem
„Brustteam" und dem „Abdominalteam".

Der Patient wird auf den Rücken mit einem Sandsack unter Scapula und
abduziertem Arm gelagert.

Gemäß der präoperativen Markierung (Abb. 5) exzidiert das Brustteam die
Brustmastektomienarbe, unterminiert die umgebende Haut zur Schaffung einer

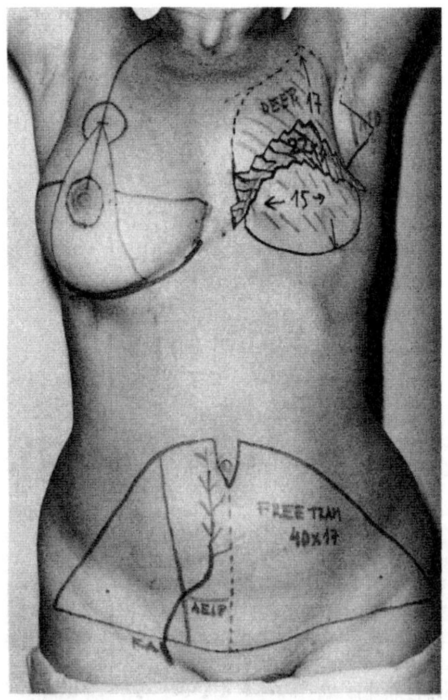

Abb. 5. Präoperative Planung: Markierung der
Brustwandnarbe, die exzidiert werden soll;
ebenso sind das zu deepithelialisierende Hautareal, die Höhe der Submammarfalte und der
Zugang zu den axillären Gefäßen markiert. Auf
der Bauchwand werden die inferioren epigastrischen Gefäße und ihr Eintrittspunkt in den Rek-
tus mit einer Doppler-Sonde identifiziert. Die
Dimensionen des Lappens sind angezeichnet

Submammarfalte und präpariert in der Axilla geeignete Empfängergefäße. Üblicherweise sind dies die A. und V. circumflexa scapulae. Sollten diese fehlen, sind die Circumflexa-humeri-Gefäße gleichfalls geeignet und immer vorhanden. Manchmal dienen auch die A. und V. axillaris als Empfängergefäße (Abb. 6).

Währenddessen beginnt das Bauchteam mit der Hebung des TRAM-Lappens. Zunächst wird eine suprapubische Inzision, wie bei der Bauchdeckenstraffung, bis auf die abdominelle Faszie durchgeführt (Abb. 6, *1*). Dann wird über die gleiche Inzision der Ursprung der A. und V. epigastrica inferior profunda dargestellt (Abb. 6, *2*). Nun folgt die kraniale Inzision auf der Höhe des Nabels (Abb. 6, *3*). Der Nabel wird unter Erhaltung der wichtigsten paraumbilikalen Perforansgefäße skelettiert. Nun wird der kontralaterale Hautlappen von lateral nach medial bis zur Linea alba gehoben (Abb. 6, *4*). Auf der ipsilateralen Seite wird die Haut ebenfalls von lateral nach medial gehoben, hier aber nur bis zum lateralen Rand des M. rectus abdominis (Abb. 6, *5*).

Sodann wird die vordere Rektusscheide oberhalb des Nabels (Abb. 7, *6*) und der Muskel bis auf die hintere Rektusscheide durchtrennt. Die vordere Rektusscheide wird an ihrem lateralen Rand eröffnet (Abb. 7, *7*). Der Eintrittspunkt des inferioren tiefen epigastrischen Gefäßstiels in den Muskel findet man etwa auf der Höhe der Linea arcuata, und der M. rectus abdominis wird distal auf der Höhe der Linea arcuata durchtrennt (Abb. 7, *8*). Nun besteht die einzige Verbindung zwischen TRAM-Lappen und dem Körper nur noch in seinem Gefäßstiel (Abb. 7, *9*). Wird ein längerer Gefäßstiel benötigt, so kann er durch eine intramuskuläre Dissektion bis zur Höhe seiner Aufzweigung in einen medialen und lateralen Hauptast verlängert werden. Falls erforderlich, kann der laterale Ast ebenfalls durchtrennt werden (Abb. 8, *10*). Der Hebedefekt des freien TRAM-Lappens wird auf dieselbe Weise verschlossen wie beim gestielten TRAM-Lappen. Häufig werden Prolene- oder Marlexnetze zur Rekonstruktion des Defekts der vorderen Rektusscheide unterhalb der Linea arcuata verwendet. Die resultie-

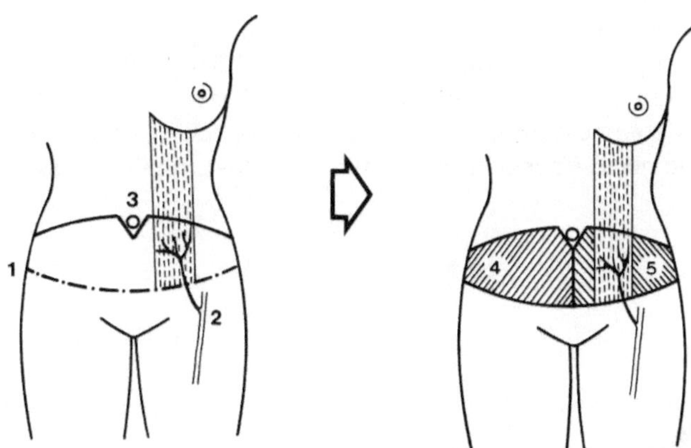

Abb. 6. *Links 1* kaudale Inzisionslinie bis auf die Faszie, *2* Darstellung der inferioren epigastrischen Gefäße, *3* kraniale Inzision, Isolierung des Nabels und Erhaltung der paraumbilikalen Perforansgefäße. *Rechts 4* Hebung des kontralateralen Hautlappens bis zur Mittellinie, *5* Hebung des ipsilateralen Hautlappens bis zum lateralen Rand des Rektusmuskels

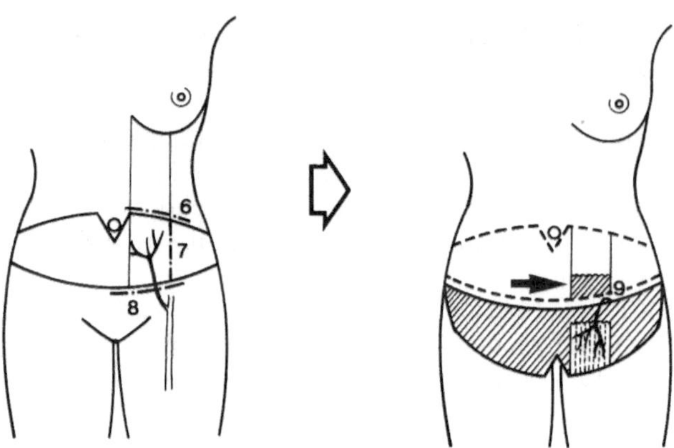

Abb. 7. *Links* *6* kraniale Durchtrennung des Rektusmuskels, *7* Eröffnung der vorderen Rektusscheide entlang des lateralen Randes, *8* kaudale Durchtrennung des Rektusmuskels. *Rechts*. Der
Lappen ist nun noch durch die Stielgefäße mit dem Körper verbunden (*9*). *Beachte* Defekt der
Rektusscheide (*Pfeil*) unterhalb der Linea arcuata, welcher mit einem Marlexnetz zur Vermeidung einer Hernie verstärkt wird

rende postoperative Spendergebietnarbe liegt etwas weiter kranial als bei der
üblichen ästhetischen Bauchdeckenstraffung, kann aber unter Badebekleidung
verborgen werden. Der Gefäßstiel wird durchtrennt, und der freie TRAM-Lappen wird auf die vordere Brustwand gebracht, wo der Rektusmuskel auf der
Thoraxwand fixiert wird und die Anastomose entweder in End-zu-End- oder
End-zu-Seit-Technik mit den geeigneten Gefäßen anastomosiert wird (Abb. 9,
11).

Dann beginnt der zeitaufwendigste und ästhetisch wichtigste Teil der Operation: die Einpassung und Formung eines gut durchbluteten freien TRAM-Lappens zu einem ästhetisch akzeptablen brustähnlichen Hügel. Viel Deepithelialisa-
tion und das Einschlagen des Lappens sind hierfür erforderlich (Abb. 10).

Nach unserer klinischen Erfahrung glauben wir, daß der freie TRAM-Lappentransfer, obwohl er einen mikrochirurgischen Eingriff darstellt, wegen seiner
vielen Vorteile im Hinblick auf die Perfusion und erleichterte Patientenselektion
als eine bessere und sicherere chirurgische Brustrekonstruktion nach Mastektomie gegenüber dem gestielten TRAM-Lappen angesehen werden muß.

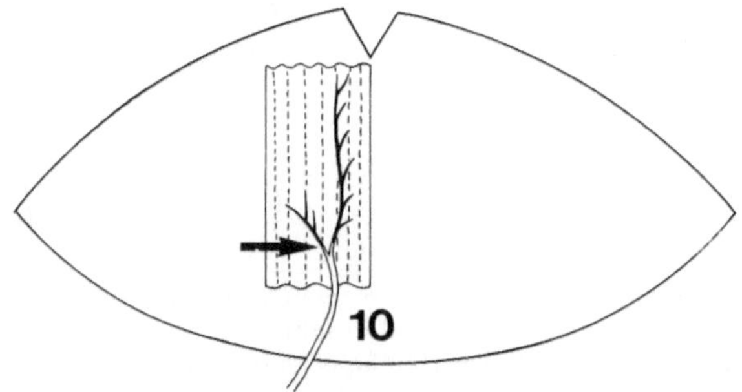

Abb. 8. Intramuskuläre Dissektion des Gefäßstiels (*10*).
Beachte Möglichkeit, den lateralen Ast der A. epigastrica inferior profunda zu durchtren-
nen, um den Gefäßstiel zu
verlängern (*Pfeil*)

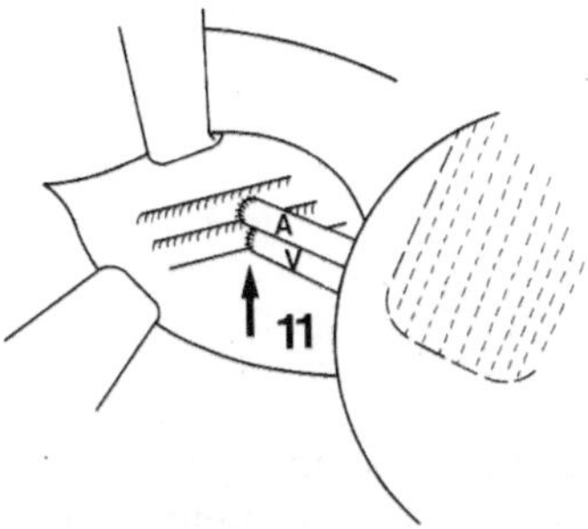

Abb. 9. Arterielle und venose End-zu-Seit-Anastomose auf die Axillargefäße bei Abwesenheit anderer geeigneter Empfangergefäße (*11*) *Beachte* Lage des an der Thoraxwand fixierten Muskels

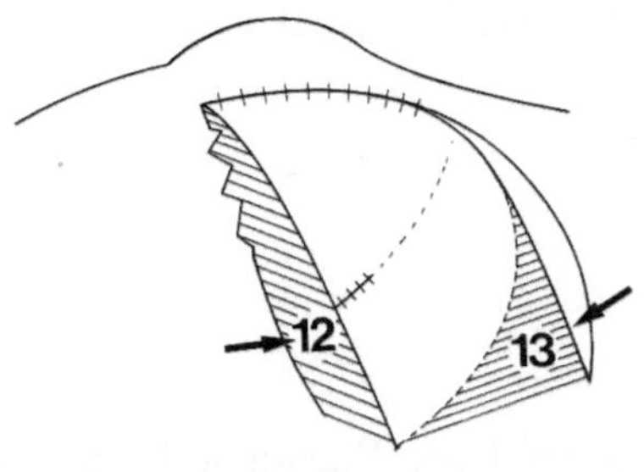

Abb. 10. Modellierung des Lappens, *12* Deepithelialisierung, *13* Deepithelialisierung und Unterfutterung

Literatur

1 Boyd JB, Taylor GI, Corlett R (1984) The vascular territories of the superior epigastric systems Plast Reconstr Surg 73.1

2. Elliot FL, Hartrampf CR (1983) Tailoring of the new breast using the transverse abdominal island flap Plast Reconstr Surg 72:887

3 Friedmann JR, Argenta LC, Anderson RA (1984) Deep inferior epigastric free flap for breast reconstruction. Plast Reconstr Surg 76:455

4 Fujino T, Harashino T, Enomoto K (1976) Primary breast reconstruction after a standard radical mastectomy by a free flap transfer. Plast Reconstr Surg 58:371

5 Holmström H (1979) The free abdominoplasty flap and its use in breast reconstruction. Scand J Plast Surg 13:423

6. La Quang C (1979) Microvascular tissue transfer in plastic surgery. In: Lie TS (eds), Microsurgery: Proceedings of the International Congress of the International Microsurgical Society, Amsterdam, Excerpta Medica

7. Serafin D, Georgiade NG, Given KS (1978) Transfer of free flaps to provide well-vascularized thick cover for breast reconstruction after radical mastectomy. Plast Reconstr Surg 62:527

8. Shaw WW (1983) Breast reconstruction by superior gluteal microvascular free flaps without silicone implants. Plast Reconstr Surg 72:490

9 Scheflan M, Dinner MI (1983) The transverse abdominal island flap. Part I: Indications, contraindications, results and complications. Ann Plast Surg 10:120

Brustrekonstruktion mit dem freien myokutanen Glutäallappen

A.-M. Feller, H. U. Steinau und E. Biemer

Während die Eigengeweberekonstruktion der weiblichen Brust mit gestielten Haut-/Muskellappen (z. B. Latissimuslappen, TRAM-Flap) ein allgemein anerkanntes Verfahren darstellt, kann die Wiederherstellung durch freien Gewebetransfer nicht als Routinemaßnahme angesehen werden [6, 7]. Der gestielte myokutane Latissimus-dorsi-Lappen hat sich zur Brustrekonstruktion auch unter erschwerten Bedingungen so gut bewährt [3], daß für den freien Latissimustransfer zur alleinigen Wiederherstellung der Brustform nur äußerst selten eine Indikation besteht. In letzter Zeit wird zunehmend über die Verwendung des TRAM-Flap als „free flap" berichtet [1, 4], welcher auch von uns zur Brustrekonstruktion erfolgreich angewendet wird und zumindest bezüglich der Morbidität des Hebedefektes dem konventionellen TRAM-Flap überlegen ist. Die meisten Erfahrungen beim freien Gewebetransfer zur Mammarekonstruktion liegen jedoch mit dem oberen und unteren Glutäallappen vor [2, 5, 8].

1976 hat Fujino [5] als erster den oberen freien Glutäallappen zur Brustrekonstruktion beschrieben. Er erreichte damit eine sehr schöne Brustform, jedoch waren seine Gewebeblöcke immer zu hoch positioniert, da er zum Anschluß des freien Lappens die Axillagefäße wählte. 1983 veröffentlichte Shaw [8] 10 Fälle, bei denen er ebenfalls den oberen Glutäallappen zur Brustrekonstruktion gebrauchte, als Empfängergefäß jedoch die A. mammaria interna mit ihren Begleitvenen benutzte, was ihm erlaubte, den Gewebeblock passend zur kontralateralen Seite zu positionieren. Wir rekonstruierten bei 12 Patientinnen Mastektomiedefekte in der von Shaw beschriebenen Technik. Im folgenden werden unsere Indikationen für diesen freien Gewebetransfer, die technischen Probleme und die Vor- und Nachteile dieser Methode vorgestellt.

Indikation

Ursprünglich war der freie obere Glutäallappentransfer für schwierige Fälle erdacht worden, bei denen regionale Lappen zur Rekonstruktion nicht mehr zur Verfügung standen oder bei denen die Mamma mit Implantaten nicht wieder aufgebaut werden konnte.

Nachdem man aber mit dieser Methode ausgezeichnete ästhetische Ergebnisse erzielt hatte, gehen die Bedenken heute dahin, ob die verlängerte Operationszeit und die Komplexität der Operationstechnik im Vergleich zum Latissimuslappen oder Rektuslappen ein solches Vorgehen rechtfertigen. In Übereinstimmung mit anderen Autoren sehen wir eine Indikation für diese Art der Rekonstruktion dann gegeben, wenn keine regionalen Lappen mehr zur Verfügung stehen, die Patientin strikt Implantate oder einen wie auch immer gearteten Muskelverlust ablehnt, wenn schon andere Operationsmethoden nicht zum gewünschten Ziel geführt haben, oder wenn die Patientin diese Methode zur Brustrekonstruktion ausdrücklich wünscht.

Operatives Vorgehen

Versorgt wird der obere Glutäallappen durch die obere Glutäalarterie und entsprechende Begleitvenen, die von medial ca. 2–3 Querfinger breit unterhalb der Crista iliaca unter dem Os sacrum in die Unterseite des Muskels eindringen. Es kann ein fast beliebig großes Hautareal mit diesem Muskel gehoben werden (Abb. 1). Da auch besonders schlanke Frauen in dieser Gegend ein ausgeprägtes subkutanes Fettgewebe haben, können sehr große Gewebeblöcke zur Brustrekonstruktion gebildet werden. Eine Lappenbreite von bis zu 13 cm kann nach unseren Erfahrungen immer problemlos und ohne Spannung primär verschlossen werden. Als Anschluß wird die A. mammaria interna gewählt, die unter Abpräparation des 5. und 6. Rippenknorpels dargestellt wird. Die Patientin wird zur Operation auf die kontralaterale Seite in Halbseitenlage gelegt, so daß simultan mit 2 Teams operiert werden kann. Das eine Team stellt die Empfängergefäße unter Ausschneidung der Mastektomienarbe am Thorax dar, während das andere Team den Glutäallappen hebt. Die Hebung erfolgt durch eine kraniale Umschneidung des entsprechenden Lappens, die nach Möglichkeit am Oberrand des Glutäalmuskels liegen sollte. Unter Umschneidung des kaudalen Randes des angezeichneten Hautareals wird von lateral der Muskel unter Einschluß der Muskelfaszie bis etwa zur Hälfte gehoben. Von hier aus wird dann der Muskel durchtrennt und ein ca. handtellergroßes Muskelareal mitgehoben. Durch Anheben des Muskels sieht man dann bald das Eindringen der entsprechenden Gefäße, die sehr sorgfältig und vorsichtig herausgelöst werden müssen, da sie sehr dünnwandig sind und leicht verletzt werden können (Abb. 2).

Nach genauer Darstellung des Gefäßstiels wird der Lappen in Gänze umschnitten (Abb. 3 und 4). Die Einpassung des Gewebeblocks, wobei eine natürliche Brustform nachgezeichnet werden muß, ist oft sehr zeitaufwendig. Durch zusätzliche Entepithelialisierung von Randzonen können auch das Décolleté, bzw. die vordere Axillarfalte zusätzlich mit unterfüttert werden. Nach Anschluß des myokutanen Lappens in mikrogefäßchirurgischer Technik muß darauf geachtet werden, daß bei der späteren Rückenlagerung durch die Verlagerung des sehr großen Gewebeblocks keine Spannung an den Anastomosen entsteht. Eine zusätzliche Fixierung des Muskel in der Nähe der Anastomose ist deshalb empfehlenswert. Ein postoperatives Ergebnis nach dem Eingriff mit abgeschlossener Mamillenrekonstruktion zeigen Abb. 5–7.

Die Vorteile eines solchen freien Gewebetransfers mit ausreichendem Volumen, wie es beim „free flap" des Glutaeus maximus gegeben ist, sind offensichtlich. Der „free flap" eröffnet mehr Möglichkeiten im freien Design als Regional-

                                    A.-M. Feller et al.

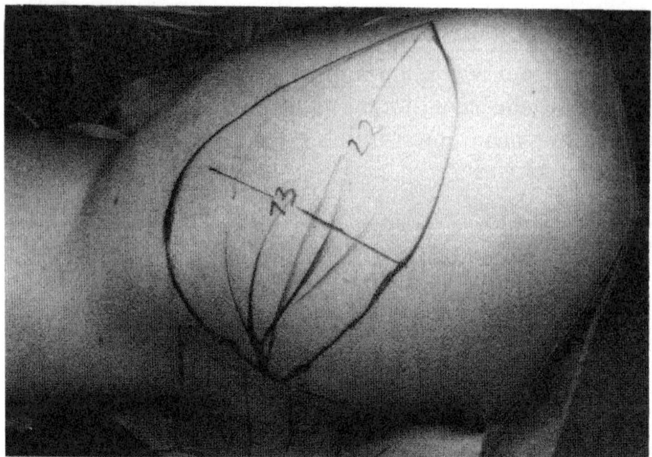

Abb. 1. Größe des Glutäallappens (22 × 13 cm) über dem rechten Glutäus eingezeichnet

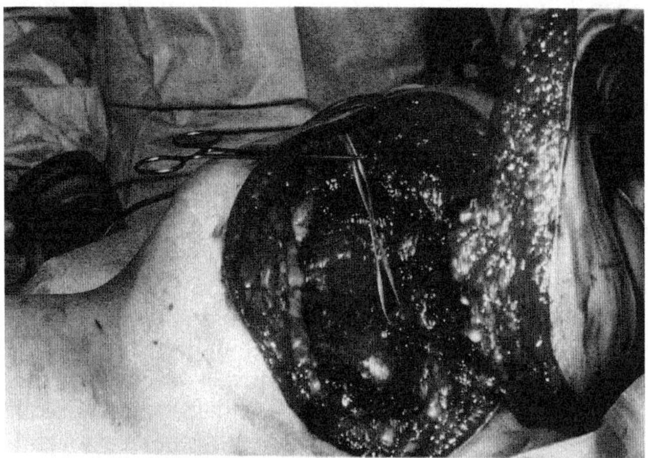

Abb. 2. Glutäallappen gehoben, Gefäßstiel angeschlungen

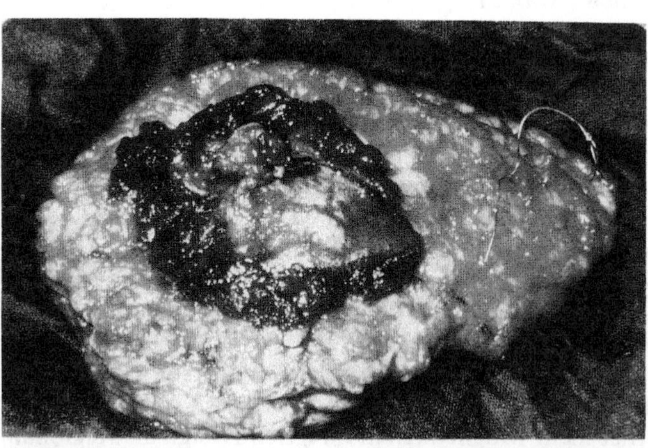

Abb. 3. Vollständig freipräparierter Glutäallappen mit kleinem Muskelanteil

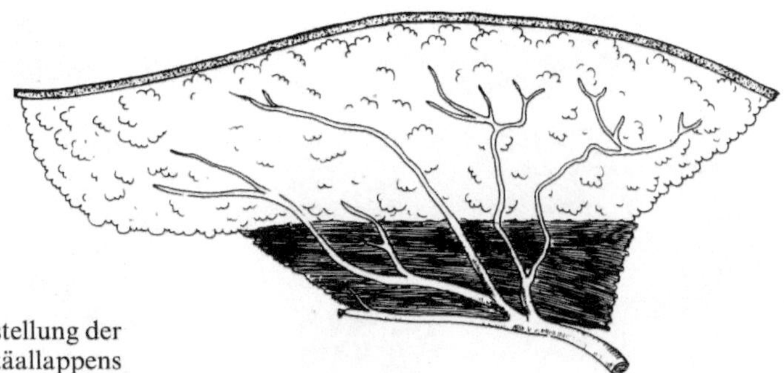

Abb. 4. Schematische Darstellung der Gefäßversorgung des Glutäallappens

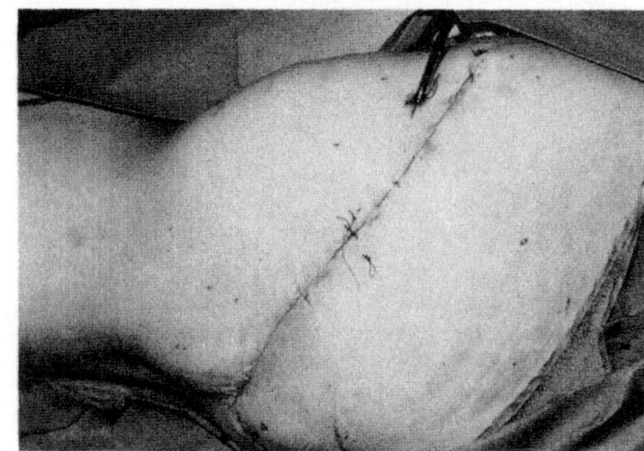

Abb. 5. Primärverschluß des Hebedefekts

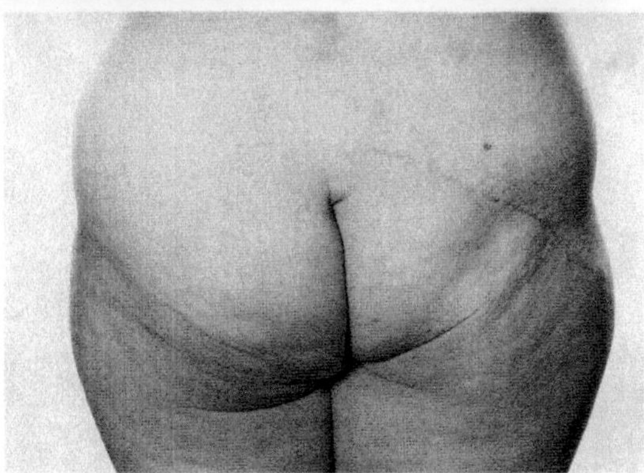

Abb. 6. Hebedefekt 6 Monate postoperativ

lappen, welche immer durch den Gefäßstiel in eine fixe Richtung gebunden sind. Zudem entsteht nach dem Eigengewebeaufbau bei den Patientinnen ein Gefühl der endgültigen Rekonstruktion, da Nachteile der Silikon-Gel-Implantate wie Ruptur, Kapselfibrose und Infektion nicht gegeben sind. Die Narbe am Hebedefekt läßt sich gut verbergen und wird in der Regel nicht als störend empfunden.

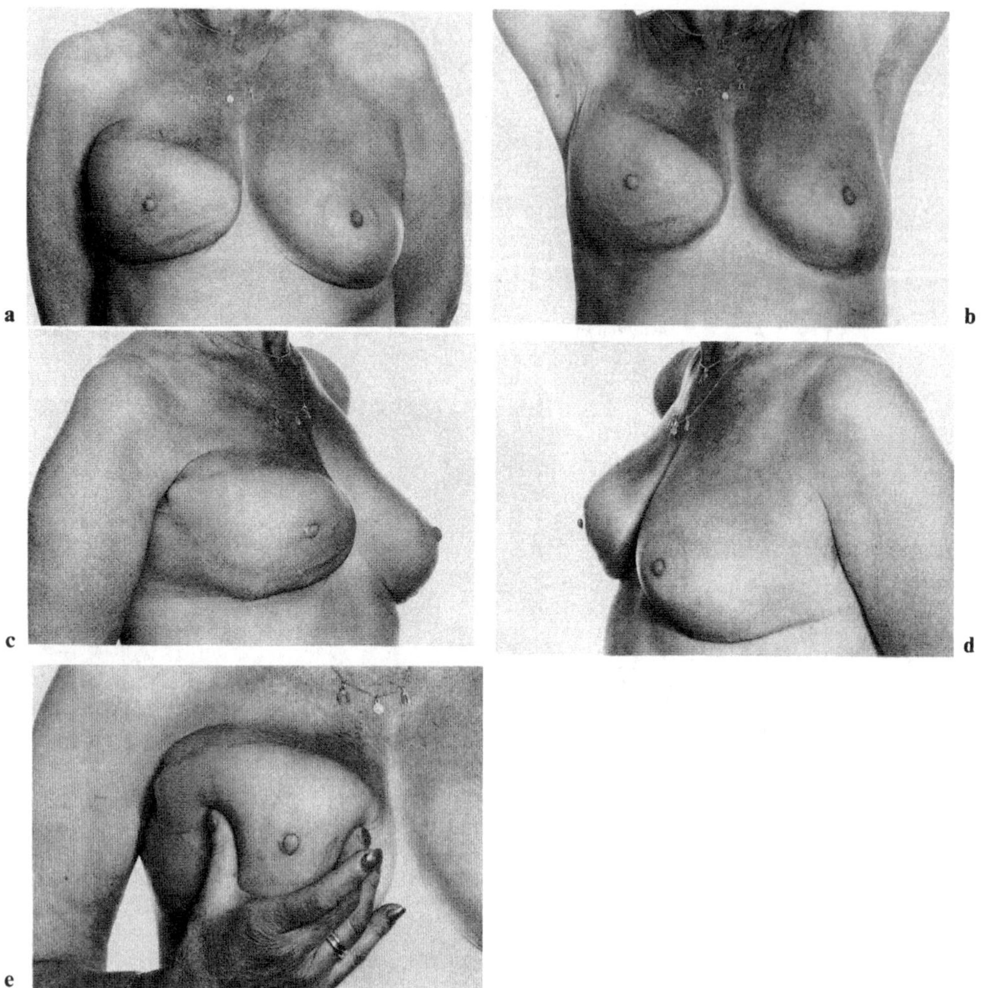

Abb. 7a–e. Ergebnis 6 Monate nach Brustrekonstruktion rechts mit freiem Glutäallappen

Komplikationen

Als Nachteil eines solchen Verfahrens ist das sehr aufwendige operative Vorgehen anzusehen, welches darüber hinaus Erfahrung in mikrogefäßchirurgischer Technik voraussetzt. Durch den meist sehr kurzen Gefäßstiel des myokutanen Lappens besteht oft die Notwendigkeit von Veneninterponaten, bzw. es muß wegen insuffizienter Vv. commitantes der Abfluß über die V. cephalica des ipsilateralen Armes, welche über mehrere Stufenschnitte herauspräpariert und in das Operationsfeld geführt wird, gewährleistet werden. Die Darstellung des Gefäßstiels am

Transplantat wie in der Empfängerregion bedarf wegen hoher Verletzlichkeit der Gefäße einer subtilen Technik.

Wie bei allen mikrogefäßchirurgischen Gewebetransplantationen besteht auch hier die Gefahr einer Durchblutungsstörung bzw. einer Nekrose, die aus unseren Erfahrungen bisher mit ca. 5% der Fälle angegeben werden kann, dann jedoch den Totalverlust des Lappens bedeutet.

Schlußfolgerungen

Die Rekonstruktion der weiblichen Brust mit einem freien Gewebetransfer wird sicher besonderen Indikationen vorbehalten bleiben, wobei mit dem oberen freien Glutäallappen immer genügend Haut- und Unterhautfettgewebe im Überschuß transplantiert werden kann, so daß wir in der Lage sind, große, ptotische Brüste auch dann mit Eigengewebe zu formen, wenn gestielte Lappen nicht mehr zur Verfügung stehen.

Literatur

1 Arnez ZM, Smith RW, Eder E, Solic M, Kersnic M (1988) Breast reconstruction by the free lower transverse rectus abdominis musculocutaneous flap. Br J Plast Surg 41.500
2. Biemer E (1989) Brustrekonstruktion mit dem freien oberen Glutäallappen In Bohmert H (Hrsg) Brustkrebs: Organerhaltung und Rekonstruktion. Thieme, Stuttgart, S 383–385
3. Bostwick J, Vasconez LO, Jurkiewcz MJ (1978) Breast reconstruction after radical mastectomy. Plast Reconstr Surg 62·682
4. Friedmann JR, Argenta LC, Anderson R (1985) Deep inferior epigastric free flaps for breast reconstruction after radical mastectomy. Plast Reconstr Surg 76:455
5. Fujino T, Harashino T, Enomoto K (1976) Primary breast reconstruction after a standard radical mastectomy by a free flap transfer. Plast Reconstr Surg 58:371
6 Gant TD, Serafin D, Buncke Jr H (1988) Free flap breast reconstruction. In: Gant TD, Vasconez LO (eds) Postmastectomy reconstruction. Williams and Wilkins, Baltimore London Los Angeles Sydney
7 Serafin D, Georgiade NG, Given KS (1978) Transfer of free flaps to provide well-vascularized thick cover for breast reconstruction after radical mastectomy Plast Reconstr Surg 62:527
8 Shaw WW (1983) Breast reconstruction by superior gluteal microvascular free flaps without silicone implants. Plast Reconstr Surg 72:490

Die Reduktionsplastik der Gegenseite

G. D. Giebel, K. Jaeger und G. B. Stark

Die Mammahypertrophie, besonders bei gleichzeitig bestehender Ptose, führt durch Störung des venösen und lymphatischen Abflusses zu Ödemen und Schmerzen der Mammae, die sich besonders vor der Menstruation verstärken. Außerdem gibt es durch das Gewicht der Brust verursachte funktionelle Beschwerden wie Rückenschmerzen, Schulter-Arm-Syndrom und Kyphosen der Brustwirbelsäule [4]. Dies erklärt, daß die Mammahypertrophie keine Modekrankheit unserer körperbewußten Zeit ist, wie auch ärztliche Berichte aus früheren Jahrhunderten zeigen. Der byzantinische Arzt Paulus von Aegina 625– 690 n. Chr. beschrieb bereits die Mammareduktionsplastik [8].

Indikation

Die Indikation zur Mammareduktionsplastik läßt sich in 4 Gruppen einteilen:

1) Ausgeprägte Mammahypertrophie mit somatischen Beschwerden; die voluminösen Brüste führen zu statischen Beschwerden, Schmerzen in der Brust, zum Einschneiden des BH an den Schultern und zum Auftreten von Ekzemen in den Submammarfalten. Besonders bei jüngeren Frauen stehen darüber hinaus psychische Beschwerden im Vordergrund, die häufig durch das soziale Umfeld verstärkt werden. Bei über 400 Mammareduktionsplastiken in unserem Patientengut ist diese Indikation mit ca. 60 % am häufigsten vertreten.
2) Ausgezogene schlaffen Ptose der Mamma ohne Hypertrophie; hierbei kann die Reduktionsplastik im wesentlichen durch Resektion von Haut im Sinne einer Aufhängeplastik durchgeführt werden.
3) Asymetrie der Mammae mit einseitiger Makromastie, wobei Entwicklungsstörungen der Brustdrüse oft mit Hemmungsmißbildungen der örtlichen Rippen oder Muskulatur assoziiert sind. Das bekannteste, aber insgesamt seltene Beispiel einer solchen (hereditären) masto-muskulo-ossären Dysplasie wurde 1841 von Poland beschrieben.
   Hauptsymptome sind die homolaterale Hypoplasie mit Hochstand der Brustdrüse und Mamille bei minderpigmentiertem Warzenhof, einseitigem Fehlen oder Hypoplasie des M. pectoralis major und benachbarter Rumpfmuskulatur, gleichzeitige Unterentwicklung der Armmuskulatur, Fehlen der Achselbehaarung und Synbrachydaktylie [4].

4) Zustand nach Mastektomie, insbesondere bei großer, voluminöser, ptotischer
   Brust. Die Rekonstruktion der abladierten Seite ist einfacher, wenn die Sym-
   metrie gleichzeitig über die Reduktionsplastik angestrebt wird (Abb. 1 und 2,
   S. 68).

Allgemeine Überlegungen

Das wohl schwerwiegendste Argument gegen eine Reduktionsplastik bei Mammakarzinom der Gegenseite ist die erhöhte Wahrscheinlichkeit, daß auch in der
verbliebenen Brust ein Karzinom entsteht, das in dem narbigen Drüsenkörper
palpatorisch zunächst schwer zu identifizieren ist. Ebenfalls erschwert ist die
Interpretation der Mammographie wegen Kutisverdickung, strangförmiger Ver-
dichtungen und Parenchymverlagerungen sowie verkalkten Fettgewebsnekrosen.
Sind diese bei der beidseitigen Reduktion des Drüsenkörpers beidseits vorhanden
und lassen sie sich so von einem Malignom abgrenzen [2], so fehlt nach Ablatio
mammae der Vergleich. Daher sollte der resezierte Anteil des Drüsenkörpers vom
Pathologen geprüft und die Indikation zur Probeexzision postoperativ relativ
großzügig gestellt werden.
    Die sympathische, sensorische und motorische Versorgung der weiblichen
Brustdrüse erfolgt über die postganglionären sympathische Nerven der paraver-
tebralen Ganglien. Daneben besteht ein neurohormonaler Reflexbogen zur Steu-
erung der Myoepithelzellen. Parasympathische Nerven sind unbekannt. Den
Hautmantel der Mamma versorgen lateral die Rami cutanei laterales der Nn.
intercostales III–V, von medial die Rami cutanei anteriores der Nn. intercostales
II–IV und von kranial einige Äste der Nn. supraclaviculares. Der vordere Ast des
IV. Interkostalnervs zieht isoliert zur Brustwarze, ist mit seinen sympathischen
Fasern für die Funktion der Brustwarze verantwortlich und versorgt die Brustwarze sensibel [6]. Er durchbricht den M. serratus anterior in der mittleren Axillarlinie etwa an der Schnittlinie des Pektoralisrandes mit dem 4. ICR, um in den
Brustdrüsenkörper einzudringen. Den halben Weg zur Mamille legt er in der Tiefe
zurück und steigt dann zur Brustwarze auf. Er zieht also bei „4 Uhr" in die linke,
bei „8 Uhr" in die rechte Brust. Schnitte in die Brust sollten die nervale Versorgung, besonders die der Mamille berücksichtigen.
    Die neueren Techniken der Mammareduktionsplastik sind durch kleinere
Hautlappen mit wenig Unterminierung gekennzeichnet. Daher sind Nekrosen
von Haut, Fett oder Brustwarze selten geworden. Dennoch ist es schwierig, eine
Brust von natürlicher Form zu schaffen; besonders muß vermieden werden, daß
der obere Anteil flach wird, der untere Anteil durch Gewebeanballung die Brustwarze in eine unnatürliche Form drängt. Je größer die bewegten Lappen sind,
desto größer ist die Gefahr, daß bei geschwächter Durchblutung leerer Raum
entsteht, daß also Hämatom und Infekt droht.
    Unter den zahlreichen Operationen zur Brustverkleinerung haben sich die von
Strömbeck [13, 14, 14], McKissock [8] und Pitanguy [10, 11] und die entsprechend
modifizierten Verfahren durchgesetzt. Während wir früher nach allen 3 Verfahren
operiert haben, bedienen wir uns in den letzten Jahren ausschließlich einer leicht

modifizierten Pitanguy-Technik nach Höhler [5]. Diese einfache, standardisierte Operationstechnik hat mehrere Vorteile: sie ist von Assistenten schnell erlernbar, gewährleistet größere Sicherheit (wir mußten niemals eine Mamillennekrose beobachten) und führt zu günstigen Ergebnissen, da die Brustwarze am höchsten Punkt des Brustkegels zu liegen kommt und der obere Anteil der Brust voll wirkt, die Laktationsfähigkeit in den meisten Fällen erhalten bleibt und die Sensibilität sich in 2 Monaten postoperativ nahezu dem Ausgangsniveau nähert [3].

Präoperative Maßnahmen

Neben den üblichen Narkosevorbereitungen sollte auf eine Pilzbesiedlung der Submammarfalte geachtet und diese ggf. behandelt werden. Insbesondere bei einer anläßlich einer sekundären Rekonstruktion durchzuführenden Reduktionsplastik muß an eine Mammographie gedacht werden, damit verdächtige Bezirke in die Exzision mit einbezogen werden können. Wir zeichnen am Abend vor der Operation die zukünftige Mamillenposition an der stehenden Patientin an. Sie liegt normalerweise bei herabhängenden Armen auf der Verbindungslinie zwischen der Mitte des Schlüsselbeins und der Mamille in Höhe der Submammarfalte, also je nach Körpergröße zwischen 19 und 25 cm vom Jugulum entfernt. Die Entfernung von der Sternummitte beträgt somit über 10 cm.

Die Lagerung erfolgt auf dem Rücken bei leicht angehobenem Kopf und abduzierten Armen. Dabei muß auf gerade Lagerung geachtet werden. Die Arme können rechtwinklig abgespreizt werden, dann stehen Operateur und Assistenten jenseits der Arme, oder in einem Winkel von 70°, dann können die Assistenten kopfwärts der Arme stehen. Natürlich gelten auch hier die allgemeinen Regeln zur Vermeidung von Plexus- bzw. Lagerungsschäden.

Operation

Der Winkel der periareolär zu deepithelialisierenden Fläche wird bestimmt, indem mit einem Faden vom Jugulum bis zu den Punkten der Submammarfalte, die sich vereinigen lassen, eine Linie markiert wird. Die Brustwarze wird mit Schablone umschnitten. Nun wird die Haut mit vasokonstriktiver Substanz unterspritzt. Günstiger als Adrenalin ist Por 8, da hierbei keine Herzrhythmusstörungen auftreten und die Wirkung länger anhält. Nach dem Dekortizieren erfolgt die Resektion von Fett- und Drüsengewebe. Hier sollten die Resektionsränder den Verlauf des Astes des 4. Ramus cutaneus lateralis berücksichtigen, da dieser die sympathischen und sensiblen Fasern für die Funktion der Brustwarze trägt und damit auch für die Stillfähigkeit verantwortlich ist [6]. Parasympathische Fasern sind unbekannt.

Am resezierten Dreieck werden nun die beiden Hautlefzen mit einer Naht an der Basis des Dreiecks in der Submammarfalte vereinigt. Damit bilden sich in der Regel an den Wundenden in der Submammarfalte „Hauttüten". Diese werden reseziert. Nun erfolgt der intrakutane Verschluß. Am kranialen Ende der senkrechten Naht wird mit derselben Schablone, mit der die Brustwarze umschnitten wurde, die zukünftige Mamillenposition ausgeschnitten und die hochgezogene Mamille mit 4 Einzelknopfnähten ausgespannt. Das weitere Einnähen erfolgt intrakutan. Nur bei extrem großer Brust und bei Reduktion um mehr als 3/4 des Brustgewebes, führen wir die freie Transplantation der Mamille durch. Wegen der großen Wundflächen legen wir Easy-flow-Drainagen ein, die am 2. postoperativen Tag entfernt werden. Die Einzelknopfnähte im Bereich der Brustwarzen sollten zwischen 6. und 10. postoperativen Tag entfernt werden. Die Fäden unterhalb der Brust werden nach 2−3 Wochen vom Hausarzt entfernt.

Während der ersten 3 Wochen sollte ein weicher Büstenhalter getragen werden, möglichst auch nachts, auch um hypertropher Narbenbildung entgegenzuwirken. In dieser Zeit sollten die Arme nicht über die Horizontale gebracht werden. Sport, insbesondere Tennis, sollte erst wieder nach 6 Wochen begonnen werden.

Komplikationen

Da die Brust ein sehr blutreiches Organ ist, kann es insbesondere bei Patientinnen mit schwankendem Blutdruck zu einer Nachblutung kommen, weshalb wir Easy-flow-Drainagen einlegen. Zu einer operativen Revision waren wir aus diesem Grund in 5% der Fälle gezwungen.

Wundheilungsstörungen treten in der sehr dünnen Haut der Brust manchmal unterhalb der Brustwarze im Bereich der größten Spannung (im Schnittpunkt von Längs- und Quernaht) auf, heilen jedoch in der Regel ohne Beeinträchtigung oder auffällige Narben innerhalb von 3−4 Wochen ab. Das Absterben der Brustwarze konnten wir in keinem Fall beobachten. Bei extrem großen Brüsten kann aber, wenn auch selten, eine Randnekrose der Brustwarze auftreten. Dies führt dann zu einer leichten Asymmetrie, die nach ca. 6 Monaten mit örtlicher Betäubung korrigiert werden kann. Ebenso selbstverständlich werden die breitgewordenen Narben, kleine Tüten an den Enden der Narben und etwaige Asymmetrien der Brustwarze später korrigiert. Die endgültige Brustform ist erst nach 3−6 Monaten erreicht, weshalb die Korrektur nicht zu früh erfolgen sollte.

Schlußfolgerungen

Die erhöhte Karzinominzidenz nach Ablatio mammae in der verbliebenen Brust macht Kontrollen erforderlich. Daher steht der bei der Rekonstruktion durchgeführten Mammareduktionsplastik der verbliebenen Brust die erschwerte Interpretation der Mammographie entgegen. Der große kosmetische Vorteil läßt die Reduktionsplastik zu (Abb. 3a, b und 4a−c). Nach Abschluß der Narbenbildung erfolgt die regelmäßige Palpation durch die Patientin. Treten bei der Mammo-

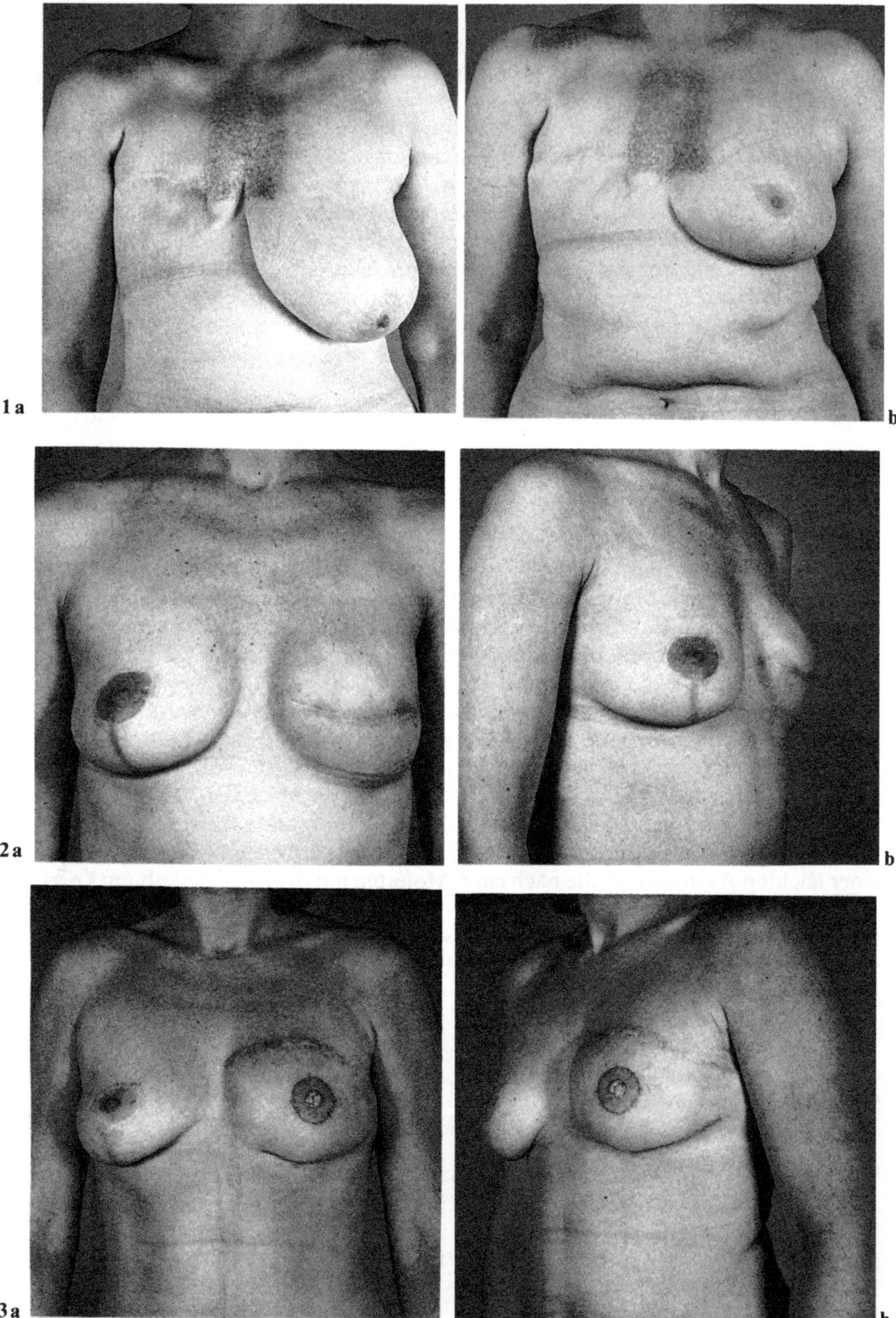

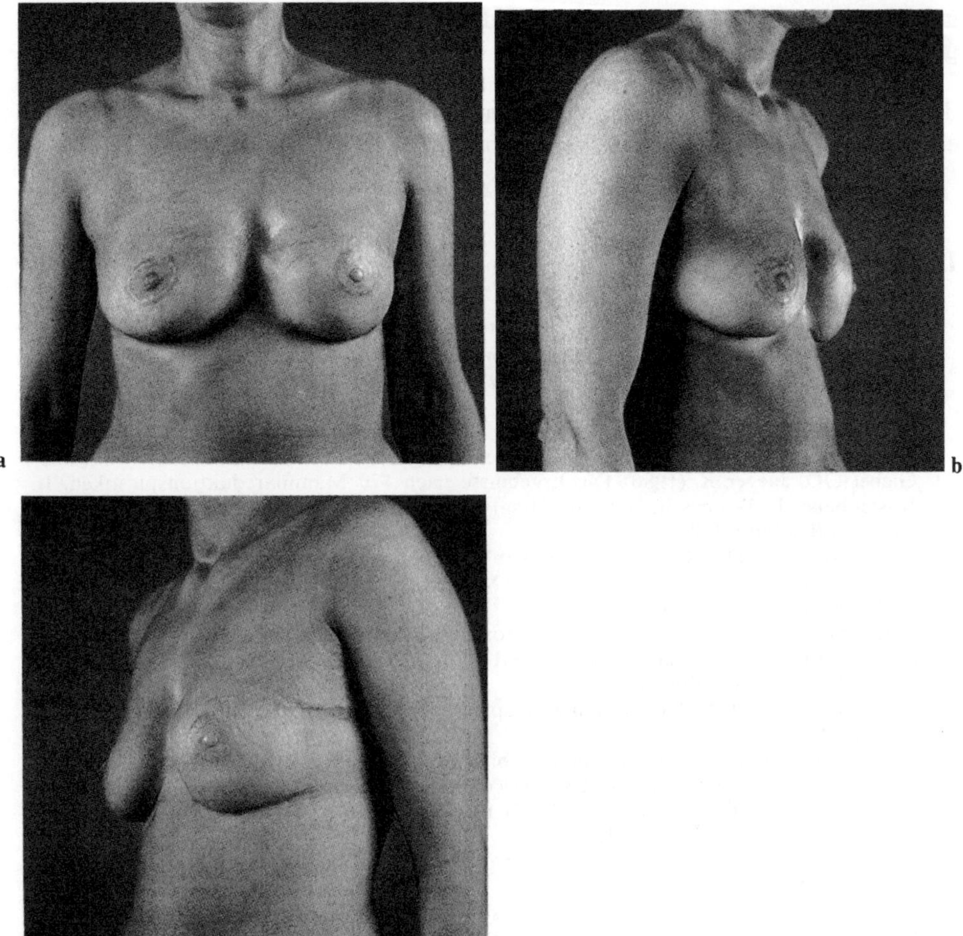

Abb. 4. a–c Ergebnis nach Abschluß einer Rekonstruktion mit Reduktionsplastik der Gegenseite Volumina und Submammarfalten sind nahezu identisch

Abb. 1. a Zustand nach Ablatio mammae mit Radioderm und Makromastie der verbliebenen Brust mit erheblicher Ptose. Wegen statischer Beschwerden, Einschnürung des BH auf der Schulter und Nackenschmerzen wurde die Reduktionsplastik durchgeführt; **b** Ergebnis nach Rekonstruktion

Abb. 2. Ablatio mammae und Teilrekonstruktion. Reduktionsplastik der Gegenseite zur Volumenangleichung, **a** Frontalansicht, **b** seitlich

Abb. 3. Die Rekonstruktion ist abgeschlossen nach Mamillenrekonstruktion und Reduktionsplastik der Gegenseite. Die Submammarfalte der rekonstruierten Seite erlangte nicht ganz die nahezu „natürliche" Ptose der reduzierten Seite; **a** Frontalansicht, **b** seitlich

graphie zweifelhafte Befunde auf, sollte die Indikation zur Probeexzision großzügig gestellt werden.

Besonders bei der Reduktionsplastik nach Ablatio der anderen Seite sollte bei der Schnittführung die nervale Versorgung berücksichtigt werden. Um dies zu erreichen, bietet sich das Vorgehen nach Höhler [5] an.

Literatur

1. Berge G, Pohl G, Berge B, Schmeichel A (1988) Ergebnisse nach Mammareduktionsplastiken. Ein Vergleich der gewählten Operationsverfahren. Zentralbl Chir 113:286
2. Buhtz C, Freitag J, Berge G, Pohl G (1989) Mammographische Befunde nach Mammareduktionsplastik. Zentralbl Chir 114:36
3. Giebel GD, Jaeger K (1986) Sensibilitätsmessungen vor und nach Mammareduktionsplastik zweier konkurrierender Operationsverfahren. Langenbecks Arch Chir 369:299
4. Giebel GD, Jaeger K (1986) Die Ergebnisse nach 170 Mammareduktionsplastiken. In: Kastenbauer E, Wilmes E, Mees K (Hrsg) Das Transplantat in der plastischen Chirurgie. Sasse, Rothenburg, S 216
5. Höhler H (1978) Die Reduktionsmammaplastik der weiblichen Brust Z Plast Chir 2:68
6. Lemperle G, Nievergelt J (1989) Plastische Mammachirurgie. Ein Operationsatlas. Springer, Berlin Heidelberg New York, S 20
7. Lettermann G, Schurter MA (1976) A history of mammaplasty with emphasis on correction of ptosis and macromastia. In: Goldwyn RM (ed) Plastic and reconstructive surgery of the breast. Little-Brown, Boston, p 3
8. McKissock PK (1972) Reduction mammaplasty with a vertical dermal flap. Plast Reconstr Surg 49:245
9. Pitanguy L (1967) Surgical treatment of breast hypertrophy. Br J Plast Surg 20:78
10. Pitanguy L (1981) Aesthetic plastic surgery of breast. Springer, Berlin Heidelberg New York
11. Stech E, Hyckel T, Schumann D (1988) Ergebnisse der Mammareduktionsplastik nach McKissock. Zentralbl Chir 113:286
12. Strömbeck JO (1960) Mammaplasty. Report of a new technique based on the two-pedicle procedure. Brit J Plast Surg 13.79
13. Strömbeck JO (1987) Rekonstruktionsplastik der Mamma. In: Strömbeck D, Rosato FE (Hrsg) Mammachirurgie. Thieme, Stuttgart New York, S 309
14. Strömbeck JO (1989) Reduktionsplastik mit invertierter T-Narbe. In: Bohmert H (Hrsg) Brustkrebs. Organerhaltung und Rekonstruktion. Thieme, Stuttgart New York, S 443

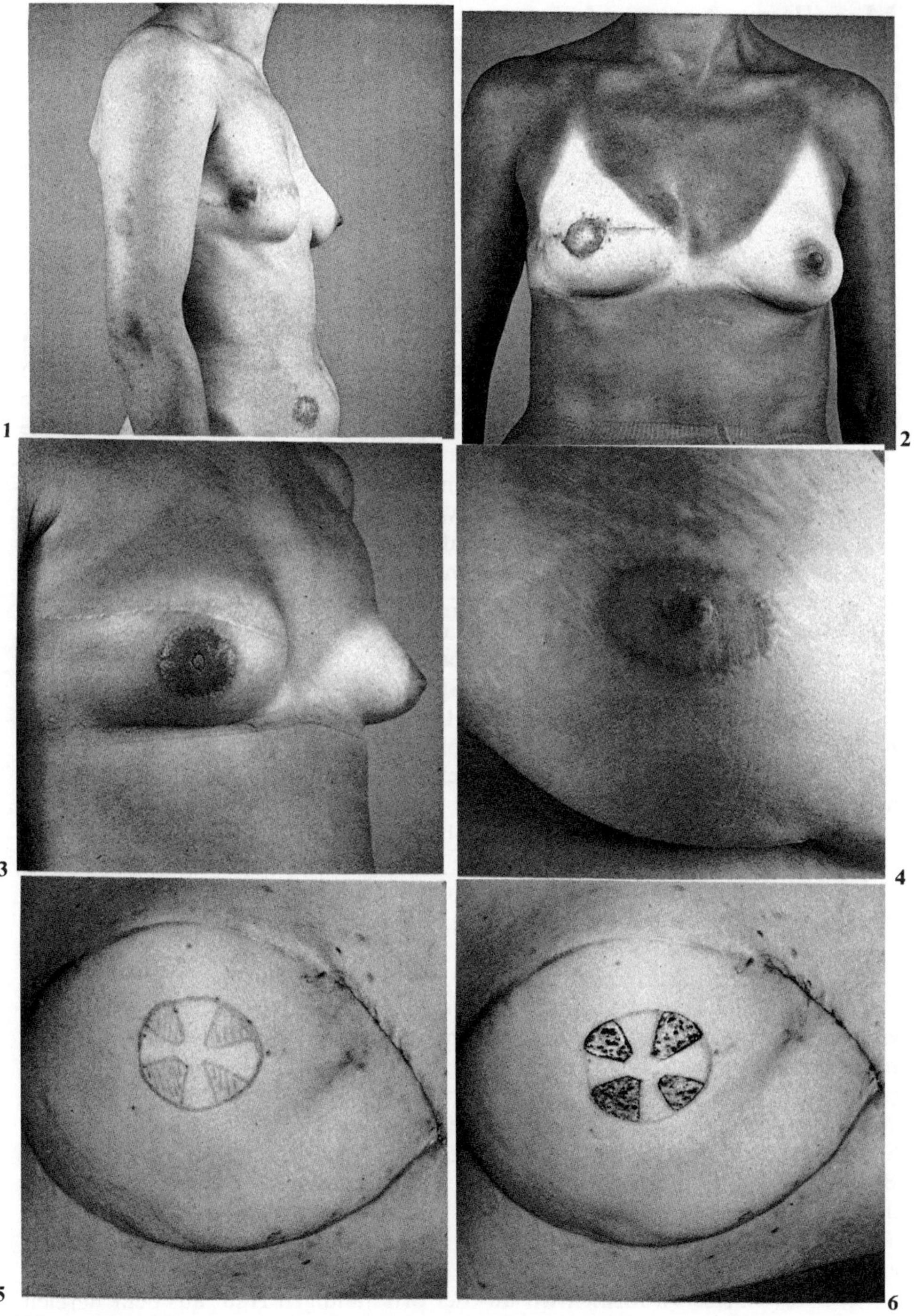

Abb. 1. Bei der Ablatio in den Unterbauch verpflanzte Mammille
Abb. 2. Nach 2. Ortswechsel zugrundegegangene Warzenspitze mit Pigmentverlust
Abb. 3. Beetartig hyperplasiertes Transplantat der Labie
Abb. 4. Rekonstruierte Mamille aus der Warzenspitze der gesunden Seite und einem Vollhaut-
transplantat der Oberschenkelinnenseite
Abb. 5. Malteser- bzw. Stauferkreuztechnik
Abb. 6. Nach Resektion der wegfallenden Hautareale

Mamillenrekonstruktion

G. B. STARK und K. JAEGER

Zunehmend verlangen die Patientinnen nach einem Brustaufbau eine Mamillen-Areolarekonstruktion. In den meisten Fällen wird sie als letzter Schritt gesondert von der eigentlichen Rekonstruktion durchgeführt. Die Position der zukünftigen Brustwarze muß tags zuvor nach Augenmaß angezeichnet oder, unter Absprache mit der Patientin, mit einem aufklebbaren Phantom festgelegt werden. Da eine rekonstruierte Brust in Form und Konsistenz immer Unterschiede zur Gegenseite aufweist, verbietet sich ein Anzeichnen mit dem Maßband.

Zur Rekonstruktion des Mamillen-Areola-Komplexes sind viele Vorschläge gemacht worden: Wird die kontralaterale Brust durch eine Reduktionsplastik oder Bruststraffung angeglichen, können die wegfallenden äußeren Anteile der verkleinerten Areola zur Rekonstruktion benutzt werden. Ebenso kann die Mamillenspitze der Gegenseite auf die rekonstruierte Brust verpflanzt werden. Der Nachteil dieses Verfahrens liegt in der mangelnden Prominenz des Nippels und den Narben in der Areola durch das Stückeln der verpflanzten Säume. Eine elegante Methode ist die professionelle Tätowierung eines Warzenhofes, in den zentral die gegenseitige Nippelspitze verpflanzt wird. Auch hier fehlt die Dreidimensionalität der Brustwarze; dazu kommt noch ein Pigmentverlust, der eine neuerliche Tätowierung nötig macht.

Früher verpflanzten wir die bei der Ablatio wegfallende Brustwarze mit Warzenhof als Vollhauttransplantat in den Unterbauch in Warteposition, um sie nach Erfolg der Rekonstruktion zu replantieren. Pigment- und Profilverluste und in der Literatur mitgeteilte verpflanzte Karzinome lehrten uns, diese Methode gänzlich zu meiden (Abb. 1 und 2).

Nippelrekonstruktionen aus Ohrläppchenanteilen, Zungenspitze oder Teilen einer Zehenpulpa sollten als exotisch betrachtet werden. Auch die Verpflanzung zirkulärer Anteile der großen Labien unterlassen wir inzwischen. Gelegentlich resultierten beetartig erhabene, schwarzbraun verfärbte Areolatransplantate (Abb. 3).

Wir bevorzugen derzeit die sog. Malteserkreuztechnik – wir bezeichnen sie als Stauferkreuztechnik. Sie besteht aus einer Kombination ortsständiger Haut der Brustwand mit Vollhauttransplantat aus der Innenseite des Oberschenkels nahe der Schamregion. Diese Körperregion ist dunkler pigmentiert als die Haut der Thoraxwand; die Pigmentierung nimmt durch den Ortswechsel noch zu und ergibt einen guten Warzenhof (Abb. 4).

Die Mamille selbst formen wir aus der ortsständigen Haut aus dem Bereich der zu rekonstruierenden Brustwarze, die früher verworfen wurde. Die Haut wird in Form eines Stauferkreuzes umschnitten, die Haut zwischen den Armen des

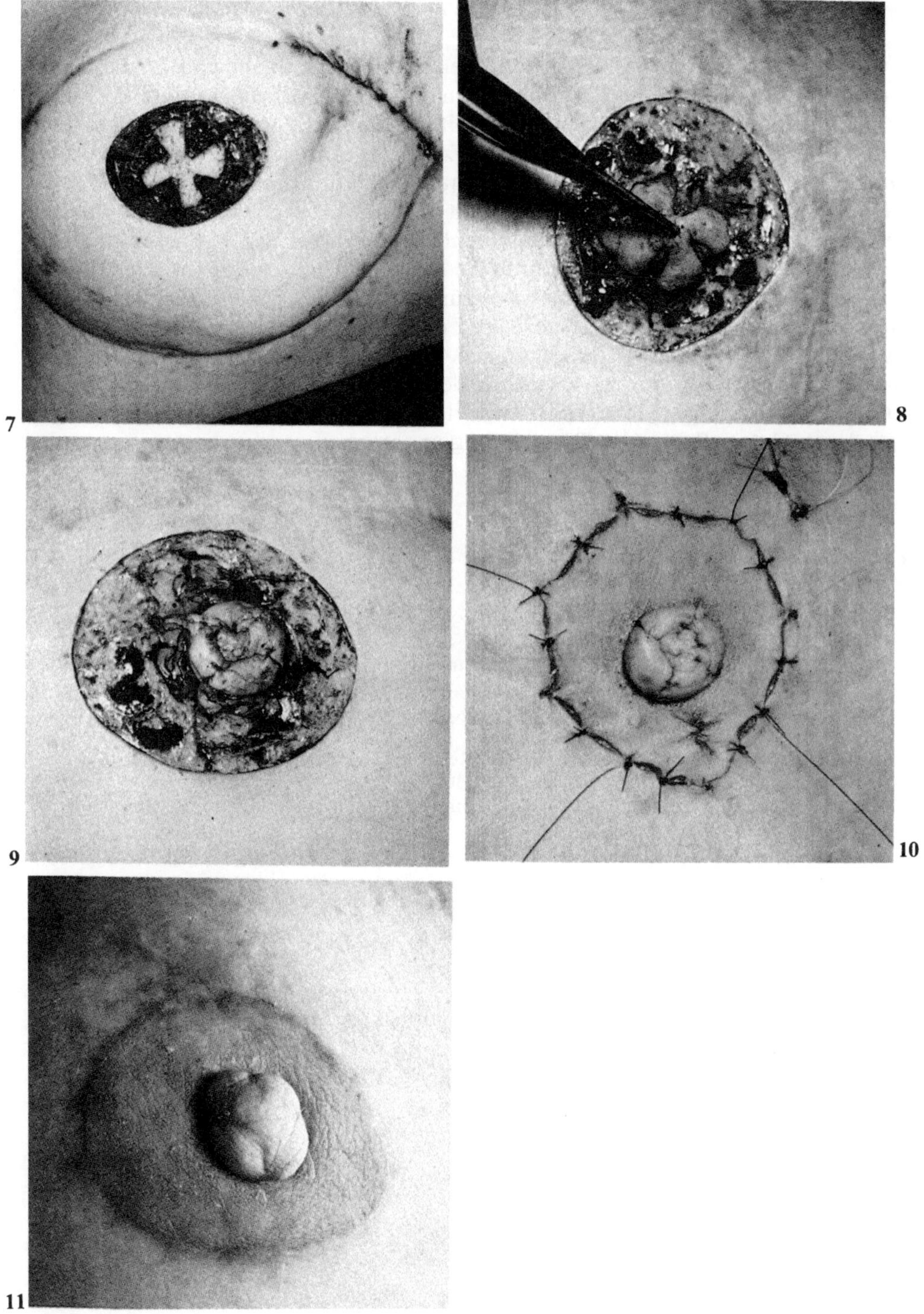

Abb. 7. Mobilisation der 4 Schwenkläppchen
Abb. 8. Tiefe Mobilisation des Zentrums unter Erhaltung der Vaskularität
Abb. 9. Vernähen der Schwenklappen mit 5-0 Catgut (Ethicon)
Abb. 10. Eingenähte Vollhaut aus der Oberschenkelinnenfläche – leistennah
Abb. 11. Mit der beschriebenen Technik erzieltes Resultat

Kreuzes reseziert und die Arme des Kreuzes werden zunehmend in die Tiefe mobilisiert, so daß 4 kleine Schwenklappen entstehen. Sie beziehen ihre Vaskularität aus dem unmobilisierten Zentrum. Mit der Länge der Arme des Kreuzes und mit dem Durchmesser des ernährenden Zentrums läßt sich die Prominenz und Größe des Nippels regulieren. Auch eine quere Ablationsnarbe im Bereich dieser Rekonstruktion macht diese Technik nicht unpraktikabel (Abb. 5–9). Zeitgleich wird Vollhaut von der Oberschenkelinnenhaut um den neuen Nippel transplantiert (Abb. 10). Der Nippel wird durch ein Kreissegment aus einer 5- oder 10-ml-Spritze geschützt, ein Schaumstoffbolus zur Kompression des Vollhauttransplantates darübergeknüpft. Eine Nekrose des Transplantates erlebten wir bisher nicht (Abb. 11). Durch die Möglichkeit, Größe, Prominenz und Form des Nippels zu variieren, sehen wir in dieser Taktik die derzeit beste Möglichkeit einer Rekonstruktion. Der einzige Nachteil besteht in der zu hellen Pigmentierung, die jedoch ggf. durch Camouflage oder Tätowierung angeglichen werden kann.

Literatur

1. Adams WM (1949) Labial transplant for correction of loss of the nipple. Plast Reconstr Surg 4:295
2. Allison AB, Howorth MG (1987) Carcinoma in a nipple preserved for heterotopic auto-implantation. N Engl J Med 298.1132
3. Becker H (1986) The use of intradermal tattoo to enhance the final result of nipple-areola reconstruction. Plast Reconstr Surg 77:673
4. Broadbent TR, Woolf RM, Metz PS (1977) Restoring the mammary areola by a skin graft from the upper inner tright. Br J Plast Surg 30·220
5. Hartrampf C, Culbertson JH (1984) A dermal-fat flap for nipple reconstruction. Plast Reconstr Surg 73.982
6. Lemperle G, Exner K (1989) Verschiedene Möglichkeiten der Mamillenrekonstruktion Chirurg 60, 627
7. Millard DR, Devine Jr J, Warren WD (1971) Breast reconstruction. A plea for saving the uninvolved nipple. Am J Surg 122:763
8. Spilker G, Oeking G, Biemer E (1986) Eine neue Technik der Mamillenrekonstruktion. Handchir Mikrochir Plast Chir 18:19
9. Spitalny HH, Lemperle G (1982) Techniken zur Wiederherstellung der Brustwarze. In: Bohmert H (Hrsg) Brustkrebs und Brustrekonstruktion. Thieme, Stuttgart New York, S 190

Die Versorgung des fortgeschrittenen Mamma-karzinoms, des Lokalrezidivs und des Strahlenschadens

G. D. Giebel und K. Jaeger

Während kleinere Rezidive nach Mammakarzinomen primär erfolgreich exzidierbar und mit direkter Naht, Z-Plastik oder lokalem Schwenklappen therapierbar sind, stellen ausgedehnte Defekte häufig eine scheinbar ausweglose Situation dar. Bei den im folgenden dargestellten Patientinnen handelt es sich um große Primärtumoren, um gleichrassige Tumorrezidive der Thoraxwand wie auch um Plattenepithelkarzinome auf exulzeriertem Strahlenschaden.

Das Lokalrezidiv eines Mammkarzinoms stellt nicht nur in physischer Hinsicht ein Problem dar, sondern einige unglückliche Patientinnen erleben neben dem Fortbestehen ihrer Erkrankung das Wachsen des Rezidives mit erheblicher Einschränkung und Deformität bis hin zum Gestank des zerfallenden Tumors. Dieser Tumorprogreß veranlaßt die Patientinnen häufig, soziale Kontake abzubrechen, bevor es die Krankheit fordert. Wir geben uns in dieser Situation nicht der Illusion hin, kurativ tätig zu sein. Unser Ziel ist die Reduktion der Tumormasse und die Schmerzausschaltung. Die Reduktion der Tumormasse soll dem Onkologen die zytostatische Therapie ermöglichen oder erleichtern [6].

Den Schwierigkeiten, großen Wundflächen am Thorax und in der Achsel nach Exzision und die Achsel zu decken, versuchen wir mit zwei unterschiedlichen Verfahren beizukommen:

1) dem Latissimus-dorsi-Transfer,
2) der Omentuminterposition.

Beides sind seit langem bekannte und standardisierte Verfahren. Deshalb sollen anhand klinischer Beispiele spezielle Indikationen und einige technische Details demonstriert werden.

Latissimusschwenklappen

Der Latissimusschwenklappen [10, 12] hat den Vorteil einer flächigen Gestalt (er ist damit gut formbar) und eines konstanten Gefäßstiels, der axial als Randarkade (A. thoracodorsalis) den Muskel versorgt (vgl. Beitrag Giebel u. Stark, S. 29).

Die Abbildungen 1 a–d zeigen die Deckung eines großflächigen Defekts mit dieser Technik bei einer Patientin mit bis in die Achsel reichendem Radioderm. Die Strahlentherapie, soll sie wirkungsvoll sein, führt immer wieder zu Schäden an Haut, Unterhautgewebe, Periost und Lungen. Die Strahlenfolgen sind im Einzelfall nicht vorhersehbar, auch bei sorgfältigster Berechnung der Dosis, da sie

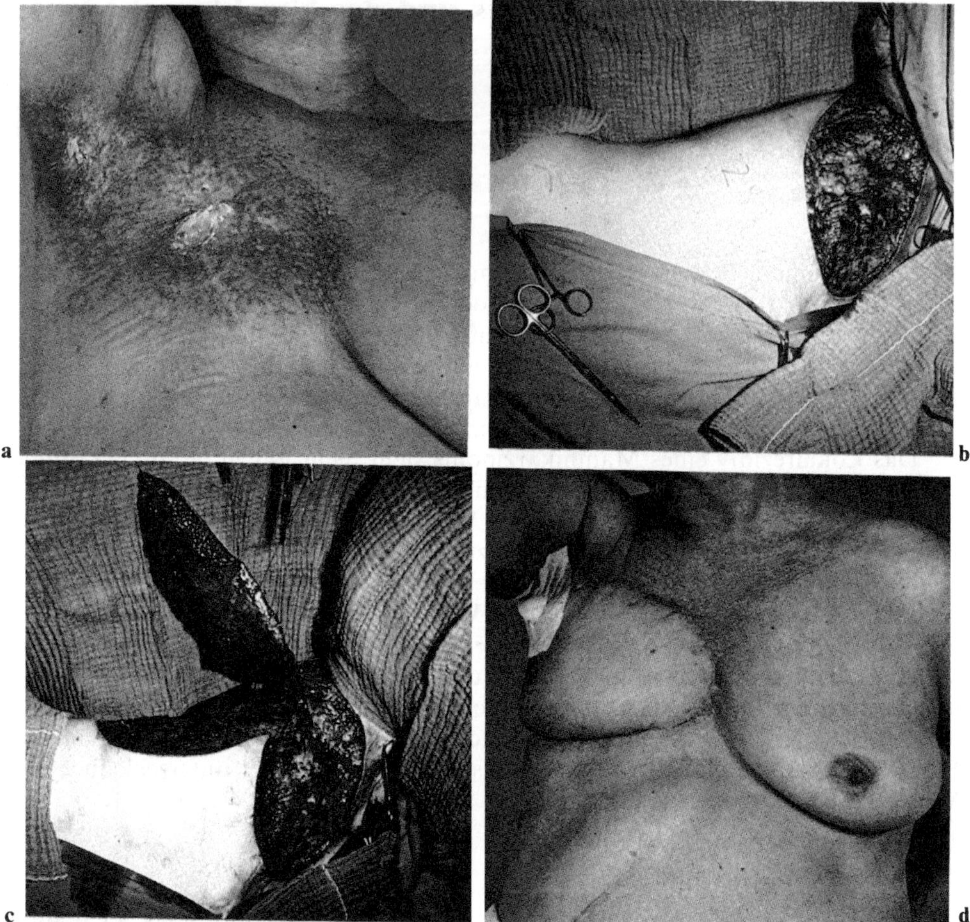

Abb. 1. Patientin mit radiogenem Ulkus und umgebendem Radioderm.
a Ausgangssituation mit Ulkus pektoral und axillär,
b intraoperatives Bild mit 28 × 16 cm großem ausgeschnittenem Defekt;
c M. latissimus dorsi gehoben, hängt an seinem Gefäß-Nervenbündel,
d Frühergebnis mit kleiner Nahtdeshiszenz in der Achsel

von einer Vielzahl von Einzelfaktoren abhängen, wie Hautdurchblutung, Abwehrlage u.a. War das Radiomderm mit Gefäßinjektionen, Fibrosierung und Ulzerationen nach Röntgenbestrahlung häufig, so sehen wir nach γ-Strahlen Fibrosierungen im subkutanen Fett und der Muskulatur, nach Bestrahlung im Betatron Fibrosierungen von Mediastinum und Lunge. Chronische Strahlenschäden sind progredient, und auf den Ulzerationen der Haut bilden sich häufig Plattenepithelkarzinome (sog. Strahlenkrebs).

Die Abbildungen 2a–d zeigen eine Patientin mit Lokalrezdiv. Intraoperativ mußten wir feststellen, daß die Rippen mitbetroffen waren. Wir schwenkten in

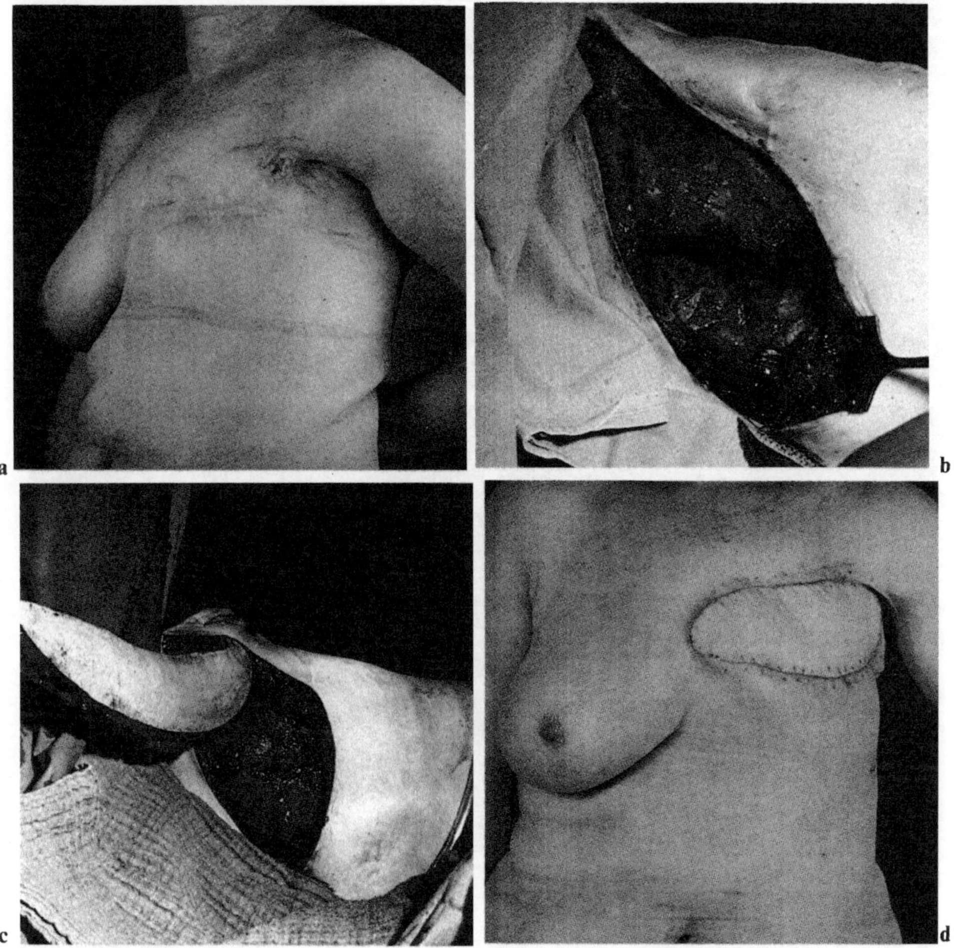

Abb. 2. Patientin mit Lokalrezidiv:
a Ausgangssituation mit ulzerierendem Rezidiv am vorderen Achseleingang,
b nichtbetroffene Rippen sind reseziert, die Lunge ist nicht befallen;
c der muskulokutane Latissimuslappen wird ohne weitere Stabilisierung des Thorax in den Defekt geschwenkt;
d Ergebnis

den entstandenen Defekt den muskulokutanen Latissimuslappen ohne zusätzliche Stabilisierung der Rippen, da wir bei der Patientin aus Abb. 3 gelernt hatten (sie hatte einen exulzerierten Strahlenschaden mit darauf entstandenem Plattenepithelkarzinom), daß auch bei größeren Instabilitäten der Rippen keine paradoxe Atmung droht. Nach der Exzision entstand ein 21 × 16 cm großer Defekt, es mußten 5 Rippen, die mitgeschädigt waren, entfernt werden. Um einer paradoxen Atmung vorzubeugen, haben wir zunächst ein Marlexnetz an den intakten Rippen verankert und dann den Latissimus darübergeschwenkt. Hier kam es nun zu einem Infekt des Netzes, das wir daher bereits nach 3 Wochen wieder entfernen

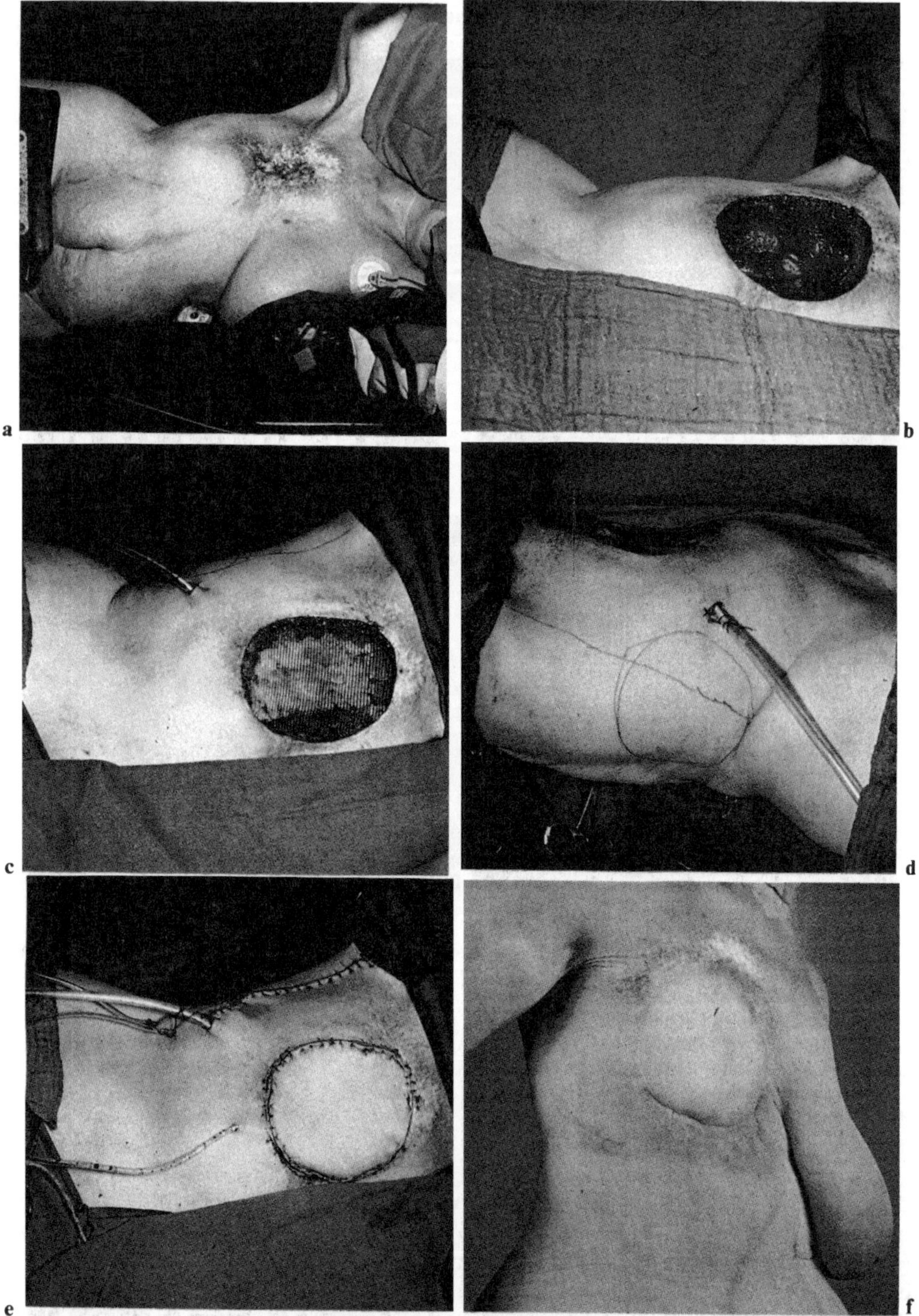

Abb. 3. Patientin mit radiogenem Ulkus und Rippenarrosionen:
a Die Lagerung erlaubt das Vorgehen mit zwei Operationsteams zum Latissimusschwenklappen;
b Situation nach Exzision mit freiliegender Lunge;
c zur Stabilisierung der Rippen wurde ein Marlexnetz eingebracht;
d angezeichnete Hautinsel über dem M. latissimus dorsi;
e Situation am Ende der Operation mit großzügiger Drainage einschließlich Bülau-Drainage;
f Ergebnis

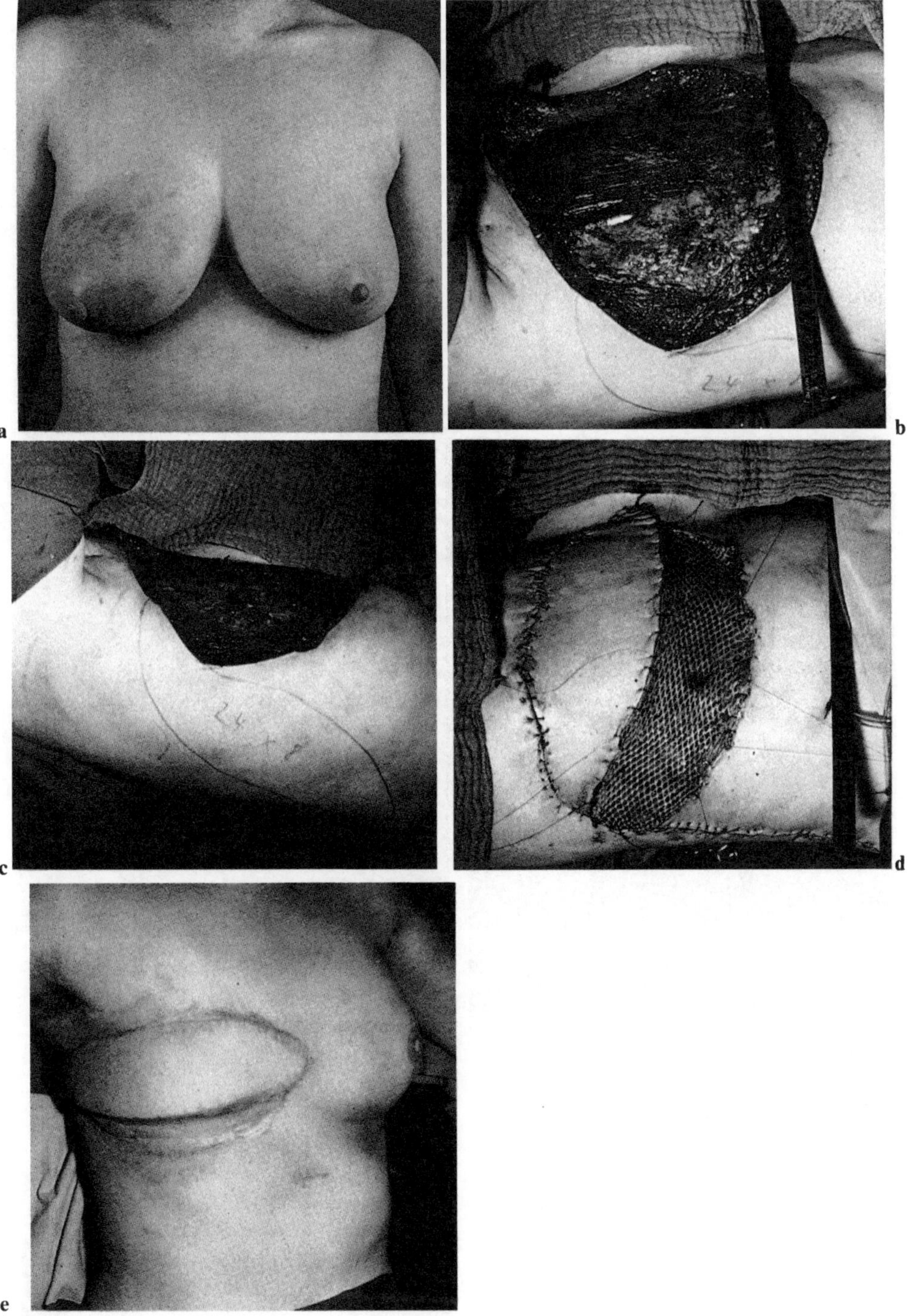

Abb. 4. Patientin mit inflammatorischem Mammakarzinom.
a Die Entzündung bezieht die gesamte rechte Mamma mit ein;
b ausgeschnittener Defekt und angezeichneter Latissimusinsellappen;
c der Hebedefekt von 24 × 8 cm läßt sich primär verschließen,
d die hinteren Anteile des M. latissimus dorsi wurden mit Meshgraft gedeckt;
e Endergebnis

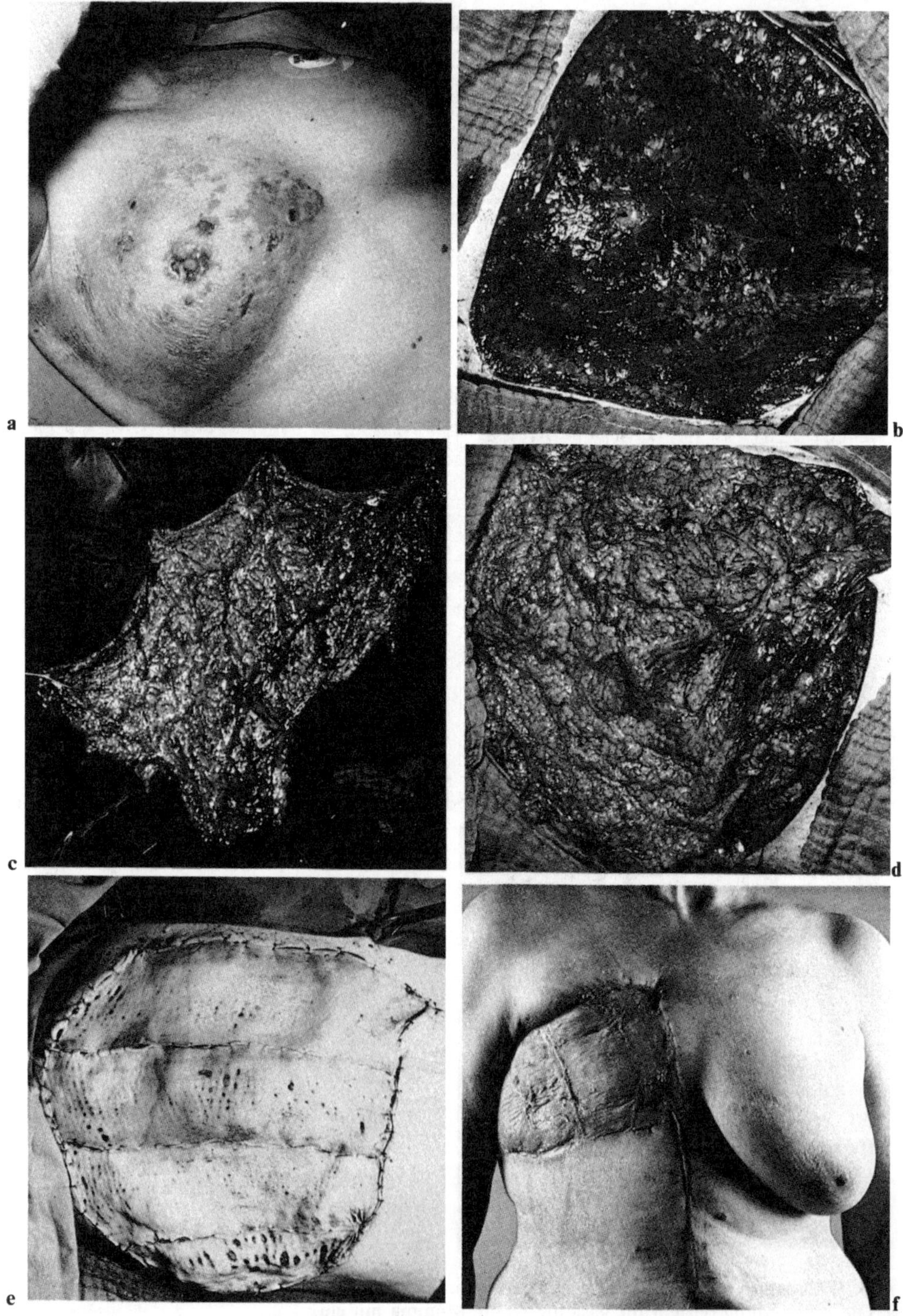

mußten. Es hatte sich inzwischen eine Narbenplatte gebildet, die die Thoraxwand
– ebenso wie zuvor das Kunststoffnetz – stabilisierte. Hieraus haben wir die
Konsequenz gezogen und stabilisieren den Thorax nach Rippenresektion bis zu
5 Rippen nicht mehr, sondern führen eine intensive postoperative atemgymna-
stische Übungsbehandlung durch. Wir haben bislang keinerlei respiratorische
Komplikationen gesehen.

Auch fortgeschrittene Mammakarzinome, besonders das inflammatorische,
erfordern bei der Primärversorgung entweder myokutane Lappenplastiken, wie
Abb. 4 zeigt – hier entstand ein 24 × 26 cm großer Defekt, der zusätzlich ein
Meshgrafttransplantat auf den geschwenkten muskulären Anteil des Latissimus-
insellappens notwendig machte – oder die Omentuminterposition, wie Abb. 5
zeigt.

Omentuminterposition

Das Omentum majus erfreut sich in den letzten Jahren zunehmender Beliebtheit
beim Einsatz in infizierten Bereichen, wie z. B. bei freiliegenden Gefäßprothesen
in der Leiste. Neben der guten immunkompetenten Wirkung ist v. a. die kräftige,
girlandenförmige Durchblutung von Vorteil, die es erlaubt, das große Netz als
Schwenklappen bis zum Kopf einzusetzen und damit eine immunologische Bar-
riere mitzuverpflanzen.

Vor 3000 Jahren weissagten ägyptische Priester aus dem großen Netz, weshalb
es wahrscheinlich seinen Namen Omen ableitet [5]. Bereits im letzten Jahrhundert
wurde das große Netz wegen seiner Fähigkeit zur Verklebung und damit zur
Begrenzung von Infekten des Bauchraumes, wie z. B. bei der Appendizitis, als
Polizist des Abdomens gesehen. Der rumänische Chirurg Kiricuta [7] benutzte es
1961 zum Verschluß von rektovaginalen Fisteln. Inzwischen ist der Rahmen der
Benutzbarkeit des großen Netzes wesentlich ausgedehnter, da erkannt wurde, daß
das Omentum majus nach Auftrennen der girlandenförmigen Blutversorgung bis
zur Kopfschwarte reicht und auch eine freie Transplantation mit mikrochirurgi-
schem Anschluß ermöglicht.

Bei der Omentuminterposition beginnen wir mit der medianen Oberbauch-
laparatomie, um zu klären, ob das Omentum ausreichend vorhanden ist und um
eine peritoneale Karzinose auszuschließen. Früher haben wir das Omentum an
der rechten oder linken A. gastroepiploica gestielt und nach Herausführen durch
eine Bauchwandlücke in den Defekt einheilen lassen, um nach Granulation 2–3
Wochen später ein Meshgrafttransplantat aufzubringen. Heute gewinnen wir das

---

Abb. 5. Ausgedehntes inflammatorisches Mammakarzinom.
a bis in die untere Achsel reichendes Karzinom;
b Defekt nach Ausschneidung;
c gestieltes großes Netz;
d das Omentum majus ist in den Defekt eingebracht;
e das große Netz kann primär mit Spalthaut gedeckt werden,
f die durch die Spalthaut bedingte Schrumpfung ist deutlich sichtbar

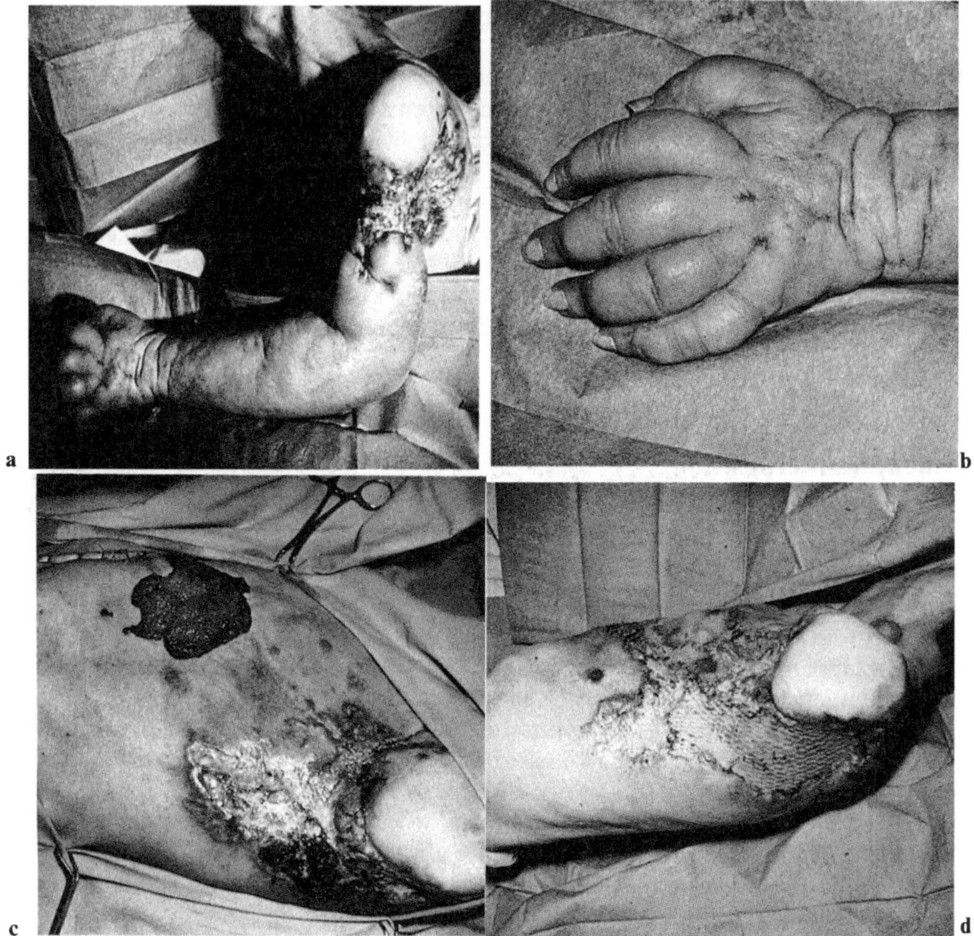

Abb. 6. Patientin mit Mammakarzinomrezidiv:
a Kombination eines Thoraxwandrezidivs mit Strahlenschaden, zirkuläres Strahlenulkus des Oberarms;
b äußerst schmerzhaftes Lymphödem mit fast völliger Bewegungsunfähigkeit der Finger;
c nach Amputation des Armes wurde der Defekt mit der Deltoidkappe, dem kümmerlichen Netz und Meshgraft gedeckt;
d Ergebnis, mit dem die Patientin noch knapp 4 Jahre lebte

große Netz, schlagen es in den Defekt und decken primär mit Spalthaut, was den stationären Aufenthalt um 2–3 Wochen verkürzt. Bei der Omentuminterposition ist besonders darauf zu achten, daß der Verschluß des Bauchraumes korrekt erfolgt, da sonst durch das herausgeführte Netz der Narbenbruch droht. Diese Gefahr läßt sich minimieren, wenn das gestielte Netz durch einen Tunnel in den Defekt eingebracht wird. Wir haben von dieser Seite bislang noch keine Komplikationen gesehen, über die jedoch von anderen Autoren [11] berichtet wird.

Selbstverständlich sind beide Verfahren – die Omentuminterposition und der Latissimusschwenklappen – kombinierbar.

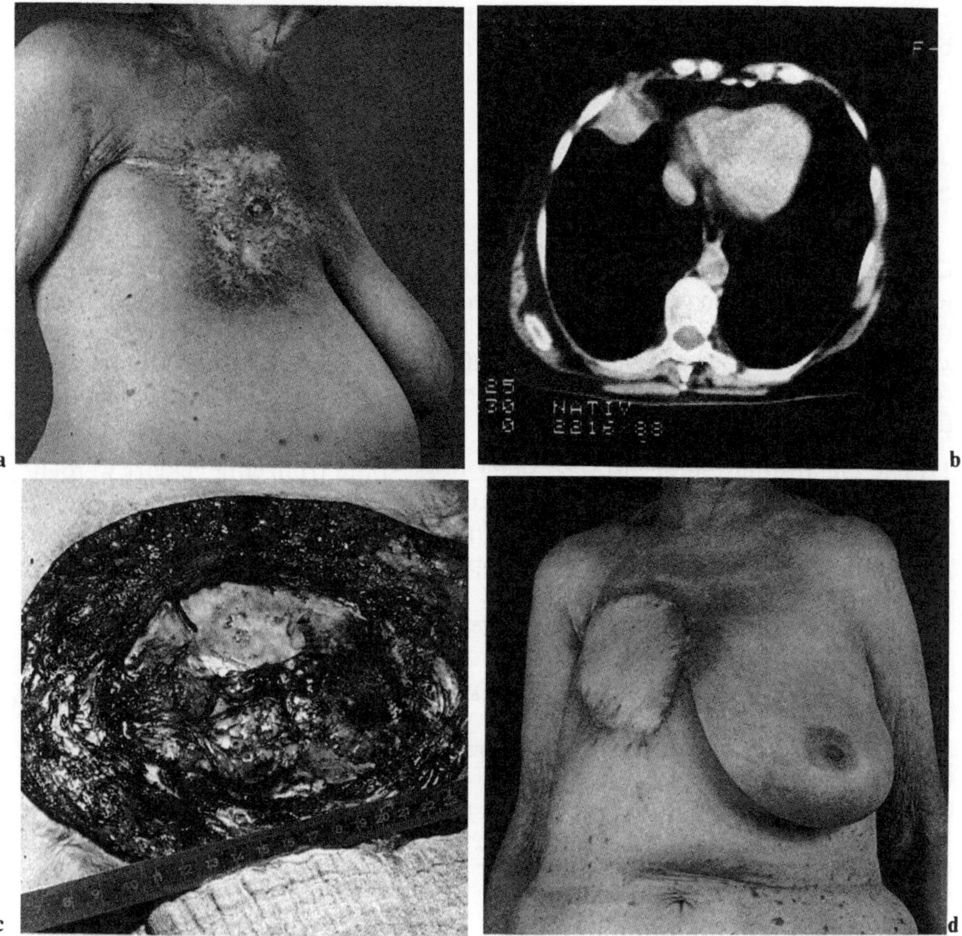

Abb. 7. Radiogenes Ulkus mit Rippenarrosionen und darauf entstandenem Plattenepithelkarzinom.
a Ausgangssituation;
b Computertomogramm mit intrathorakaler Karzinomausdehnung;
c der Defekt ist ausgeschnitten;
d Ergebnis

Das unter Umständen auch verstümmelnde Eingriffe die Lebensqualität deutlich zu verbessern vermögen, soll ein letzter Fall demonstrieren: Abbildung 6 zeigt eine Frau mit der Kombination eines Thoraxwandrezidives mit einem Strahlenschaden sowie mit einem zirkulären Strahlenulkus des Oberarmes. Nicht der Gestank des zerfallenden Tumors, sondern das außerordentlich schmerzhafte Lymphödem – entstanden durch den zerstörten Lymphabfluß – ließ die Patientin zu uns kommen.

Hier mußten wir zur Schmerzausschaltung den Arm amputieren, den Defekt mit der Deltoidkappe, dem kümmerlichen Netz und Meshgraft decken. Die Frau lebte postoperativ unter zytostatischer Therapie noch knapp 4 Jahre; wir glauben, durch diese verstümmelnde Operation einen sinnvollen Beitrag zur Schmerzreduktion geleistet zu haben.

Schlußfolgerungen

Obwohl jedes fortgeschrittene Mammakarzinom, jedes Lokalrezidiv wie auch jeder Strahlenschaden (dieser insbesondere wegen seiner veränderten Gefäßarchitektur) ein dem Einzelfall erforderliches angemessenes operatives Vorgehen erzwingt, lassen sich für die beiden am häufigsten verwandeten Operationsverfahren – Latissimus-dorsi-Transfer, Omentuminterposition – folgende Empfehlungen geben:

1) Die Gefäßsituation des M. latissimus dorsi sollte frühzeitig geklärt werden.
2) Auch knöcherne Thoraxwanddefekte größeren Ausmaßes müssen nicht zwangsläufig mit einem Kunststoffnetz stabilisiert werden. Eine Nachbeatmung oder eine intensive postoperative Atemgymnastik ist notwendig (Abb. 7).
3) Hilfreich zur Vermeidung von Seromen im Hebedefekt des Latissimus ist das Einbringen von Fibrinkleber.
4) Zur Klärung der Verwendbarkeit des großen Netzes sollte primär die Laparotomie erfolgen.
5) Das Omentum ist sofort nach Interposition mit Spalthaut deckbar.
6) Auch hoffnungslos scheinende Fälle sollten mit Tumorreduktion und/oder zur Schmerzausschaltung operativ behandelt werden.

Literatur

1. Arnold PG, Irons GB (1981) The greater omentum: Extension in transposition and free transfer. Plast Reconstr Surg 67:169
2. Flock D, Webster DJT, Hughes LE, Mausel RW (1989) Salvage surgery for advanced local recurrence of breast cancer. Br J Surg 76:512
3. Giebel GD, Nutz V, Jaeger K (1986) Akute Mammanekrose nach Quadrantenresektion und kombiniert radiologisch/zytostatischer Nachbehandlung. In: Neubauer H (Hrsg) Plastische und Wiederherstellungschirurgie des Alters. Springer, Berlin Heidelberg New York, S 382
4. Giebel GD, Jaeger K, Nutz V, Stark B (1988) Operative Möglichkeiten beim fortgeschrittenen Mammakarzinom und beim ausgedehnten Thoraxwandrezidiv. Acta Chir Austr 20:124
5. Gross W, Röster W, Höhle KD (1989) Die Omentum-majus-Plastik. Ein Therapiekonzept zur Deckung von Thoraxwanddefekten bei radiogenen und karzinomatösen Defektulzera der Brustwand. Chir Praxis 40:665
6. Jaeger K, Giebel GD (1986) Rekonstruktionsmöglichkeiten ausgedehnter Rezidive beim fortgeschrittenen Mammakarzinom. In: Neubauer H (Hrsg) Plastische und Wiederherstellungschirurgie des Alters. Springer, Berlin Heidelberg New York, S 386
7. Kiricuta I (1963) L'emploi du grand epiploon dans la chirurgie du sein cancereux. Presse Med 71:15

8. Kozuschek KW, Reith HB, Haarmann W (1989) Omentum majus-Plastik in der rekonstruktiven Chirurgie der Brustwand nach Tumorchirurgie. Chir Praxis 40:303
9 Merkle NM, Isele G, Vogt-Moykopf I (1988) Die chirurgische Therapie der Brustwandtumoren. Chirurg 59:248
10. Olivari N (1976) The latissimus flap. Br J Plast Surg 29:126
11 Pittam MR, Lament PM, Thomas JM (1988) Omental viability and incisional herniation after omental transposition for the repair of chest wall defects. Br J Surg 75:72
12. Tansini L (1906) Sopra il mio nuovo processo di amputazione della mamella Gazetta Med Ital 57·141
13. Vaubel E (1977) Die Omentum-Transposition. Chirurg 48 369

Der Patient in der postoperativen Phase: Psychosoziale Maßnahmen als Anregung zum Neubeginn, dargestellt am Beispiel mammakarzinomkranker Frauen in der Klinik

A. Bröhl-Lohmar

„Es hat mich bereichert, daß ich die Angst vor der Krankheit zuließ und sie sich dann umwandelte in Gelassenheit." Diese Erfahrung machte eine krebskranke Frau in ihrem Bemühen, der Lebensbedrohung seelische Kräfte entgegenzusetzen. Das klingt optimistisch, überzeugen kann es aber Ärzte und Patienten zunächst nicht, und manch einem mag eine ironische Gegenrede auf der Zunge liegen, die lauten könnte: „So leicht ist das also!" Nein, leicht ist das nicht. Der Heilungsprozeß verläuft langsam, mühevoll und schmerzhaft.

Die brustamputierten Frauen, die ich als Sozialarbeiterin in der Uniklinik täglich besuche, stehen erst am Anfang dieses Weges. Sie befinden sich in der postoperativen Phase. Noch stehen sie ganz unter Schock: Die Diagnose lautet „bösartiger Tumor", und die Brust ist entfernt. Haltlos und ohnmächtig fühlen sie sich jetzt. Der körperliche Schmerz dauert an – der seelische Schmerz scheint unerträglich zu werden. Schmerzen, Angst, Trauer, Zorn, aber auch Hoffnung entfesseln in ihrer Gefühlswelt ein heilloses Chaos. Sie sehnen sich nach Zuwendung und Hilfe von außen, um ihren Schock zu überstehen.

Psychosoziale Betreuung in der Klinik ist daher Krisenintervention von zumeist hoher Intensität und darüber hinaus der systematische Versuch, den Frauen langfristig bei der Bewältigung ihrer Erkrankung durch gezielte Maßnahmen zu helfen. Auf mich als Sozialarbeiterin kommen hier zwei Hauptaufgaben zu:

- Wie kann ich der Patientin in ihrer akuten seelischen Not helfen?
- Wie kann ich die Eigenkräfte der Frau beleben, so daß sie nach der Entlassung aus dem Krankenhaus auf einem solidem Fundament innerer Gesundungsfähigkeit aufbauen kann?

Ein erster Schritt wurde bereits bei der Operation getan. Maßnahmen zum Brustaufbau sollen der Frau die Rückkehr in den Alltag erleichtern. So hat die Patientin Hoffnung, ihr Leben in gewohnter Weise fortsetzen zu können.

Frei von innerer Unruhe ist sie mit dieser Aussicht allerdings nicht: Um den Kampf gegen die tödliche Bedrohung aufnehmen zu können, hatte sie ja einen operativen Eingriff zu überstehen, der ihre weibliche Identität schwer erschüttert hat. Trotz wirksamer medizinischer Hilfe wächst in der Frau das Gefühl, für ihre amputierte Brust nur unvollständig entschädigt zu sein; unvollständig – das bedeutet: Hilfe für Patientin darf nicht bei der ärztlichen Leistung und der pflegerischen Betreuung haltmachen, sondern muß über die Lebensrettung hinaus das menschliche Selbstwertgefühl erhalten.

Unterstützung im persönlichen Bereich – durch das persönliche Gespräch und durch Beratung in sozialrechtlichen Fragen sowie die Vermittlung und Einleitung von wirtschaftlichen und rehabilitativen Hilfen – das sind die Hauptaufgaben für mich als Sozialarbeiterin. Im Heilungsprozeß übernehme ich dabei gleich mehrere Funktionen. Ich berate, vermittle, begleite und motiviere.

Eine gründliche Information über Möglichkeiten, mit der Krankheit und ihren Folgen leben zu lernen, ist Ziel der sozialrechtlichen Beratung. Die Frauen sollen wissen, wie sie ihren Alltag mit einem gefestigten Selbstbewußtlein meistern können. In Einzelgesprächen werden mit jeder Patientin Maßnahmen zur Rehabilitation erörtert:

- Wie steht es mit dem finanziellen Schutz bei längerer Krankheit?
- Ist es sinnvoll, eine Kur zu beantragen?
- Welche Vorteile bietet die Anerkennung als Schwerbehinderte?

Die Sozialarbeiterin beschränkt sich dabei nicht darauf, fachlichen Rat zu erteilen, sie unterstützt die Patientin auch praktisch dabei, gefaßte Entschlüsse zu verwirklichen. Sie formuliert Anträge, leitet diese an die entsprechenden Stellen weiter und führt gegebenenfalls Verhandlungen. Das System der sozialen Sicherheit in der BR Deutschland sieht als Hilfe u. a. vor:

- Behandlung in Kur- und Spezialeinrichtungen,
- Versorgung mit Heil- und Hilfsmitteln,
- finanzielle Hilfen bei der häuslichen Krankenpflege, bei Haushaltsarbeit und bei der Versorgung der Kinder,
- Krankengeldbezug bei vorheriger Erwerbstätigkeit, evtl. Rentengewährung,
- Hilfen am Arbeitsplatz und steuerliche Vergünstigungen, die den krankheitsbedingten erhöhten finanziellen Aufwand ausgleichen sollen.
- Oft wird bei Krankheit entstandene Not auch durch Spenden behoben.

Es ist entscheidend, aus der Fülle von Möglichkeiten die optimale und richtige Lösung für die einzelne Patientin zu finden. Nachhaltige Wirkung erzielt eine Sozialarbeiterin dann, wenn es ihr gelingt, für die Zeit der Gesundung Hilfe von außen zu vermitteln, die zugleich die Eigenkräfte der Patientin wiederbelebt und sie zum eigenständigen Handeln zurückführt.

Die Patientin als „ganzen Menschen" zu sehen, eng verbunden mit den realen Lebensbedingungen, das ist die gedankliche Grundlage meiner Hilfeleistung. Das bedeutet: Verbesserte Lebensumstände bringen in Krisensituationen Entlastung, und durch wiedererlangte äußere Sicherheit tritt eine Beruhigung ein. Im Informationsgespräch weise ich auf Möglichkeiten psychotherapeutischer Nachsorgebehandlungen hin und mache die Frauen mit Methoden vertraut, die das Körperbewußtsein fördern und emotionale Blockaden beseitigen sollen, wie die progressive Entspannungstechnik nach Jacobson, autogenes Training nach Schultz oder meditative Übungen einschließlich der Vesualisierungstechniken nach Simonton, um nur einige Methoden zu nennen.

Mammakarzinomkranke Frauen können sich in der BRD auch an den Verein „Frauenselbsthilfe nach Krebs" wenden. Ich halte diese Gruppen für eine wirksame Hilfe. Hier lernen diese Frauen Eigenkräfte zu mobilisieren, sie fühlen sich unter Leidensgenossinnen verstanden, haben einen ersten Schritt getan, der Hilfe der Sozialarbeiterin zu entwachsen. Es bleibt natürlich der Patientin selbst überlassen, was sie aus meinen Vorschlägen macht.

Schwerpunkt meiner Arbeit ist die persönliche Hilfe, die ich der Patientin anbiete. Ihre methodische Basis ist das Gespräch – das Gespräch über das Leiden selbst. Als besonders hilfreich haben sich in der Arbeit mit Kranken Wertvorstellungen und Elemente der non-direktiven Gesprächsführung erwiesen. Diese Form der Behandlung wurde 1940 von Carl Rogers in den USA entwickelt und wird in Deutschland von dem Psychologen Reinhard Teusch vertreten. Drei von Rogers formulierte Verhaltensweisen des Helfers sind für eine konstruktive Hilfe notwendig:

- Wertschätzung und emotionale Zuwendung des Helfers,
- Echtheit und Selbstkongurenz des Helfers,
- Verbalisierung emotionaler Erlebnisinhalte des Patienten durch den Helfer.

Das heißt für mich: Die Patientin erfährt von mir bedingungslose Anerkennung, gleichgültig ob ihre Verhaltensweise erwünscht ist oder nicht. Die Patientin ist Gesprächspartnerin und nicht ein „Fall". Gefühle muß ich ernst nehmen, darf sie aber nicht werten. Sogar Trauer und Verzweiflung muß ich zulassen und darf nicht beschwichtigen. Es gibt kein Rollenverhalten mehr. Meine Äußerungen müssen aufrichtig sein. Den Gesprächsablauf bestimmt die Patientin selbst. Sie entscheidet, über welche Themen sie sprechen möchte. Im Gespräch über das Leiden selbst äußert die Patientin ihre Sorgen und Gedanken. Hier greife ich nur einiges gedankenfördernd auf, verzichte aber darauf, Ratschläge zu erteilen oder gar Denkresultate vorher zu bestimmen. Es ist ganz allgemein Aufgabe der Sozialarbeiterin, der Patientin in einer angstfreien und entspannten Atmosphäre zu helfen, ihre eigenen Schwierigkeiten zu erkennen. Diese eben genannten Grundhaltungen geben mir die Möglichkeit, in Äußerungen der Patientin den gefühlsmäßigen Inhalt zu erkennen, ihn zusammengefaßt zu formulieren und auszusprechen. Dadurch, daß ich die Gefühle, die die Patientin hat, noch einmal in Worte fasse, halte ich ihr im Gespräch gleichsam einen Spiegel vor, in dem sie sich selbst klarer und ohne Täuschung wahrnehmen kann. Trotz Fehler, Mängel und Krankheit kann sie sich so akzeptieren wie sie ist. Sie erhält die Möglichkeit zu erkennen, woher bestimmte Verhaltensweisen kommen und kann Klarheit in ihrer Situation gewinnen.

Grundlage der psychosozialen Beratung ist die Empathie, also die Fähigkeit, sich in den anderen Menschen hineinzuversetzen, ohne Distanz zum konkreten Problem zu verlieren. Ich fühle die Situation, bin aber nicht selbst in ihr. Bei diesem Ansatz der psychosozialen Beratung ist der Helfer nicht nur auf der Basis seiner Fachkompetenz, sondern als ganzer Mensch gefordert. Nur in solch intensiver zwischenmenschlicher Beziehung können Schmerz und Trauer zum Ausdruck gebracht werden. „Dein Schmerz" sagt der libanesische Schriftsteller Kahlil Gibran, „ist das Aufbrechen der Hülle, die dein Verständnis umschließt". Trauern ist notwendig im wahrsten Sinne des Wortes, um die Not zu wenden. Der amerikanische Psychotherapeut Lawrence Le Shan geht hier noch einen Schritt weiter. In seinem 1977 veröffentlichten Buch *You can fight for your life* vertritt er die Theorie, daß der Patient der Angst vor dem Tod einen klar definierten Lebenswillen entgegensetzen soll. Das erschöpft sich keinesfalls im elementaren Überlebenwollen. Mit dem Ziel, sich bislang versagt gebliebene Wünsche zu erfüllen, soll das künftige Leben mit neuem Sinn bereichert werden. Gut durchdachte Perspektiven mobilisieren innere Kräfte, die mit der Krankheitsbedrohung konfrontiert werden sollen. Die Frage stellt sich: Fülle ich mein Leben aus – oder fülle ich es nur mit Dingen an?

Freude und Zuversicht sollen als Kräfte zu lebenserhaltendem Wachstum dem Wuchern drohender Krebszellen entgegentreten. Die Diagnose Krebs darf keinesfalls als unausweichliches Todesurteil verstanden werden. Le Shan sieht die Krankheit als Herausforderung an die Kreativität von Helfer und Patient. Für mich heißt das: Ich helfe der Patientin nach Eindrücken und Vorstellungen zu suchen, die mit ihrem Lebensgefühl harmonieren. Positive Erwartungen des Helfers können sich dann auf das Befinden der Patientin übertragen und führen zu hoffnungsvollem Vertrauen.

Dazu stelle ich Fragen: Was würden Sie tun, wenn Sie ganz gesund wären, welche Wünsche haben sie, und was hat Sie bisher daran gehindert, diese Wünsche zu verwirklichen? Diese Fragen müssen zumeist oft wiederholt werden, bis die Patientin deren Bedeutung erkennt. Auf Ideen folgen oft schon erste Handlungsansätze, durch die dann weitere Energien freigesetzt werden. Wenn ich helfe, bin ich mir bewußt, daß Frausein nicht nur eine biologische Funktion ist, vielmehr stellt die Weiblichkeit einen Wert an sich dar; denn die Frau ist zeitlebens davon abhängig, geistig, seelisch und körperlich das zu erfüllen, was die Gesellschaft von ihr erwartet – die Rolle ihres Geschlechts zu spielen. Wird sie den Anforderungen gerecht, erhält sie so viel Zustimmung ihrer Umwelt, daß ihr diese Fremdbestimmung kaum bewußt wird. Wird sie aber ihres weiblichsten Geschlechtsmerkmals beraubt, eines Merkmals, auf das die gültigen Wertvorstellungen von Weiblichkeit gerichtet sind, erfährt sie dies als Zerstörung ihrer Persönlichkeit. Das Selbstwertgefühl ist erschüttert. Mit der Zerstörung ihrer körperlichen Symmetrie fällt auch die Seele aus dem Gleichgewicht. Eine Brustamputation stellt die Frau erbarmungslos vor zwei beängstigende Fragen:

– Was hat ihr Leben als Frau bisher bedeutet?
– Welchen Wert hat es nach der Operation noch für sie?

Zu all dem hat sie nicht einmal die Gewißheit, durch ihr schweres Opfer endgültig dem Tod entkommen zu sein. Folglich ist der Frau eine Doppelbelastung auferlegt: Die tödliche Bedrohung hält an – und die Frau leidet unter der beispiellosen Demütigung, gültigen gesellschaftlichen Wertmaßstäben nicht mehr genügen zu können.

Der Weg zur Gesundheit beginnt beim Mut der Patientin über Selbstzweifel, Fremdbestimmung und Todesangst hinauszuwachsen. Gelingt es ihr, in der Krise das Alleinsein, die Stille zum Anlaß zu nehmen, ihr Leben neu zu überdenken, dann kann sie einen eigenen Weg finden, mit der Krankheit eine neue Lebensphase einzuleiten.

Literatur

1. Jaffe D (1988) Kräfte der Selbstheilung. Klett-Cotta, Stuttgart
2. Luchli L (1985) Heilen durch Wiederentdecken der Ganzheit. Klett-Cotta, Stuttgart
3. Hahn M (1981) Lebenskrise Krebs. Schlütersche Verlagsanstalt, Hannover
4. Heim E (1980) Krankheit als Krise und Chance. Stuttgart (Titel nicht mehr lieferbar)

5 Koch-Schmeling (1982) Betreuung von Schwer- und Todkranken. Urban & Schwarzenberg, München Wien Baltimore
6. Kübler-Ross E (1983) Was wir noch tun können. Gütersloher Taschenbuch Verlag, Gütersloh
7. LeShan L (1986) Psychotherapie gegen den Krebs. Klett-Cotta, Stuttgart
8. Lorde A (1984) Auf Leben und Tod (Krebstagebuch). Sub Rosa Frauenverlag, Berlin
9. Meerwein F (1985) Einführung in die Psycho-Onkologie. Huber, Stuttgart
10. Niederle N, Aulbert E (1987) Der Krebskranke und sein Umfeld. Thieme, Stuttgart New York
11. Olbricht L, Baumgardt U (1987) Immer neu beginnen. Kösel, München
12. Prollius H (1979) Die Angst liegt hinter mir Herder, Freiburg
13. Reid WJ, Ebstein L (1979) Gezielte Kurzzeitbehandlung in der sozialen Einzelfallhilfe. Lambertus, Freiburg
14. Rogers OR (1987) Die Klientenzentrierte Gesprächspsychotherapie. Fischer Taschenbuch, Frankfurt am Main
15. Simonton OC (1982) Wieder gesund geworden Rowohlt, Reinbek
16. Tausch A (1987) Gespräche gegen die Angst. Rowohlt, Reinbek

Fazit

K. Jaeger, G. D. Giebel und G. B. Stark

Leider führte die allgemeine Sprachverwirrung in der Therapie des häufigsten bösartigen Tumors der Frau zu einer breiten Palette von Außenseitermethoden. Hinzu kommt eine größer werdende Zahl von Frauen die unzureichend mit brusterhaltenden Verfahren behandelt wurden. Hinzuweisen ist auf eine unterlassene postoperative Radiotherapie, unzureichende oder fehlende axilläre Lymphadenektomie, mangelhaften Sicherheitsabstand bei der Tumorektomie und die Ausweitung dieser Verfahren auf fortgeschrittene Tumortypen. Dieser Entwicklung gilt es entgegenzutreten; die rekonstruktive Mammachirurgie als Alternative bietet hierfür alle Möglichkeiten.

In den letzten 20 Jahren hat sich die Rekonstruktion der weiblichen Brust stürmisch entwickelt. Einige Facetten dieser Entwicklung, die noch nicht abgeschlossen ist, behandelt der vorliegende Band. Nicht jede der hier geschilderten Methoden sind breit anwendbar; einige Techniken gehören in die Hand des Spezialisten.

Bei den Lappenplastiken steht an erster Stelle der Latissimus-dorsi-Insellappen – nicht nur für die Mammarekonstruktion das „working horse" des rekonstruktiv tätigen Chirurgen. Bei Strahlenfolgen, Infekten und mangelnder Haut- und Weichteildeckung der Thoraxwand stellt er ein Verfahren erster Wahl dar. Nahezu immer muß er allerdings mit einer Silikonprothese kombiniert werden.

Der TRAM-Flap erlaubt Rekonstruktionen ohne Silikongelprothesen und führt zu den besten kosmetischen Ergebnissen. Der Nachteil dieses Verfahrens liegt in der langen Operationszeit, dem großen Eingriff und der Schwächung der Bauchdecke durch die Entnahme des M. rectus abdominis und des vorderen Blattes der Rektusscheide. Gelegentlich sind zur Rekonstruktion der Bauchdecke Marlexnetze notwendig. Bei längeren Nachbeobachtungszeiten ist mit Hernien zu rechnen.

Die mikrochirurgischen Lappenplastiken, wie freier TRAM oder freier Glutäallappen, sind von der Technik und der Operationszeit her aufwendig und verlangen große mikrochirurgische Erfahrung. Ein Lappenverlust ist in der Regel ein Totalverlust und bedeutet für die Patientin eine Katastrophe.

Allen Lappenplastiken ist eine gewisse onkologische Unsicherheit eigen. Hinter einem solchen Transplantat wachsende Rezidive werden schwer und in der Regel spät entdeckt. Nur aufwendige Untersuchungen wie CT und MR erbringen die notwendige Sicherheit.

Mit der Gewebeexpansion und der Oberbauchverschiebeplastik stehen jedoch zwei Verfahren zur Verfügung, die für die Sofortrekonstruktion und den späteren Aufbau breite Anwendung finden. Die Vorteile liegen auf der Hand:

- eine korrekte Ablatio mit Lymphadenektomie kann vorangehen;
- nahezu alle Tumortypen sind so behandelbar;
- Chemo-, Hormon- und Radiotherapie sind möglich;
- bei T1-Tumoren bis zu 3 befallenen Lymphknoten kann der Patientin eine Radiotherapie erspart werden;
- die retromuskuläre Implantation der Prothese erbringt in Hinsicht auf Rezidive und die Überwachung der Brustwand eine hohe onkologische Sicherheit;
- Mammographie, Thermographie, Ultraschall und Palpation sind gut möglich.

Diese Vorteile überwiegen die Nachteile einer etwas längeren Operationszeit, die Notwendigkeit eines zweiten Eingriffes und die etwas schlechteren kosmetischen Ergebnisse im Vergleich zu den brusterhaltenden Therapieformen.

Sachverzeichnis